Oliver Hoffmann

Die Kunst der psychologischen Selbstführung: Empathie, Ekpathie und positive Indifferenz

VANDENHOECK & RUPRECHT

ISBN 978-3-525-46311-6
ISBN 978-3-647-46311-7 (PDF)
ISBN 978-3-666-46311-2 (eLibrary)
ISBN 978-3-647-99211-2 (EPUB)
DOI https://doi.org/10.13109/9783666463112

Bibliografische Information der Deutschen Nationalbibliothek
Die Deutsche Nationalbibliothek verzeichnet diese Publikation in der Deutschen Nationalbibliografie; detaillierte bibliografische Daten sind im Internet über https://dnb.dnb.de abrufbar.

Vandenhoeck & Ruprecht und Brill Deutschland GmbH sind Teil von De Gruyter Brill.
www.degruyterbrill.com

Fragen zur allgemeinen Produktsicherheit: productsafety@degruyterbrill.com

Umschlagabbildung: © Waterloo Bridge, Sunlight Effect (1903) by Claude Monet/Rawpixel
Satz: SchwabScantechnik, Göttingen
Druck: CPI books GmbH, Leck

Inhalt

Vorwort

Die Fähigkeit, mit anderen Menschen mitzufühlen, gilt gemeinhin als Inbegriff menschlicher Reife. Empathie ist heute zum moralischen Imperativ avanciert, zum unausgesprochenen Maßstab sozialer Kompetenz, zur Währung alles Zwischenmenschlichen. In einer geteilten Realität, die immer vernetzter, komplexer und gleichzeitig unübersichtlicher wird, erscheint Empathie wie ein leuchtender Kompass, der uns vermeintlich durch die Wirren globaler Krisen, digitaler Entfremdung und kultureller Konflikte navigieren kann.

Doch was, wenn dieser Kompass uns nicht nur Orientierung schenkt, sondern uns zugleich in emotionale Abhängigkeit führt?

Was, wenn das grenzenlose Mitfühlen nicht zur Stärkung, sondern zur schleichenden Selbstauflösung beiträgt?

Genau an dieser Stelle setzt dieses Buch an. Wir leben in einer Zeit, in der emotionale Überlastung zur universellen Normalität geworden ist. Führungskräfte zerreiben sich zwischen den Erwartungen ihrer Teams und den organisationalen Anforderungen einer hyperflexiblen Arbeitswelt. Pflegekräfte brennen aus, weil sie nicht nur körperlich, sondern vor allem emotional unermüdlich präsent sein sollen. Berater:innen und Coaches verlieren die eigene innere Stimme, während sie die Sorgen und Visionen anderer aufnehmen. Und selbst in privaten Beziehungen geraten wir immer wieder in die Falle, unsere eigene emotionale Integrität zugunsten vermeintlicher Harmonie aufzugeben.

In dieser psychischen Landschaft wird die Kunst der Abgrenzung zu einer radikalen, ja fast revolutionären Praxis. Sie fordert uns heraus, die feinen Linien zwischen Mitgefühl und Selbstverlust neu zu zeichnen. Dabei geht es nicht darum, weniger empathisch zu sein, sondern darum, Empathie nicht als blinden Automatismus, sondern als bewusst regulierbare Fähigkeit zu verstehen, die in einen weiteren psychischen Kontext eingebettet ist.

Denn mit den Konzepten der Ekpathie und der positiven Indifferenz treten in diesem Buch zwei weitgehend unbekannte, aber essenziell notwendige Konstrukte auf die Bühne:

Ekpathie beschreibt die Fähigkeit, sich bewusst emotional abzugrenzen, ohne in Kälte oder Desinteresse zu verfallen. Sie ist kein Akt der Verweigerung, sondern ein Akt der psychischen Selbstachtung.

Die *positive Indifferenz* wiederum steht für eine Haltung innerer Freiheit, die sich weder durch übermäßige Einfühlung noch durch distanzierte Gleichgültigkeit vereinnahmen lässt. Sie erlaubt es uns, präsent zu sein, ohne absorbiert zu werden, und mitfühlend zu handeln, ohne den eigenen inneren Raum zu verlieren.

Dieses Buch ist daher kein Plädoyer gegen Empathie, sondern ein Appell für emotionale Souveränität. Es geht um die Fähigkeit, situativ und kontextsensibel zwischen Empathie, Ekpathie und positiver Indifferenz zu wechseln – ein dynamisches Spiel, das wir erst lernen müssen, wenn wir in einer komplexen Welt psychisch gesund, wirksam und frei agieren wollen.

Die hier vorgestellten Ansätze sind nicht bloß theoretischer Natur. Sie basieren auf aktuellen Erkenntnissen der Neuropsychologie, Emotionsforschung und modernen Führungstheorie, aber auch auf philosophischen Traditionen wie dem Stoizismus, der Phänomenologie und der buddhistischen Psychologie. Sie sind gleichermaßen Basis individueller Fähigkeiten sowie ein Werkzeugkasten für die Praxis; für Menschen, die Verantwortung tragen, andere begleiten, Entscheidungen treffen oder schlicht den Mut haben wollen, bei sich selbst zu bleiben.

»Die Kunst der Abgrenzung« ist damit ein Beitrag zur Entwicklung dessen, was man als emotionale Meta-Kompetenz bezeichnen könnte: Jene Fähigkeit, nicht nur Emotionen zu empfinden, sondern auch bewusst mit ihnen umzugehen, sie zu steuern, zu dosieren und in Einklang mit den eigenen Werten und Zielen zu bringen. In einer Zeit, in der emotionale Erschöpfung fast epidemische Ausmaße annimmt, eröffnet diese Kompetenz einen Weg zu mehr innerer Klarheit, mentaler Resilienz und letztlich zu einer Form von Freiheit, die nicht laut und heroisch, sondern leise und wirksam ist.

Ich freue mich sehr über Ihr Interesse an diesem essenziellen Thema. So habe ich dieses Buch auch nicht als dogmatische Anleitung konzipiert, sondern als dialogisches Angebot: zur eigenen Exploration, zur Erweiterung des inneren Horizonts und zur Stärkung jener stillen Kraft, die wir in uns selbst finden können – wenn wir lernen, uns klug abzugrenzen.

Mit den besten Wünschen
Prof. Dr. Dr. Oliver Hoffmann
Juli 2025

1 Einleitung: emotionale Souveränität als Future Skill

Der Paradigmenwechsel von reiner Empathie zu einem integrativen Verständnis

Im modernen sozialökonomischen Spannungsfeld kollidieren alte Idealbilder des souveränen, autonom entscheidenden Subjekts mit den realen Zumutungen einer Gegenwart, die nicht länger planbar, kontrollierbar oder eindeutig interpretierbar ist. Der Mensch in der VUCA-Welt – konfrontiert mit multiplen Wahrheiten, affektiven Überflutungen und einer permanenten Reizüberdosis – steht vor einer grundlegenden Herausforderung: Nicht nur seine Umwelt zu verstehen, sondern auch seine Innenwelt zu regulieren. Emotionale Souveränität wird zur Metakompetenz, zur übergeordneten Fähigkeit, sich selbst in einem Zustand innerer Beweglichkeit und psychischer Kohärenz zu halten – trotz äußerer Instabilität.

Dabei ist emotionale Souveränität keine bloße Selbstbeherrschung und kein instrumentelles Emotionsmanagement im Sinne der alten Arbeits- und Optimierungsethik. Sie ist vielmehr Ausdruck einer tiefgreifenden inneren Mündigkeit: Die Fähigkeit, eigene emotionale Zustände nicht nur wahrzunehmen, sondern in Relation zu setzen – zu Kontexten, zu Werten, zu Menschen, zur Zeit. Wer emotional souverän ist, reagiert nicht reflexhaft, sondern antwortet bewusst. Er bleibt berührbar, ohne überflutet zu werden, und distanziert, ohne sich abzuschotten.

Wenn Maschinen immer schneller, Algorithmen immer präziser und Entscheidungen immer datengetriebener werden, markiert emotionale Souveränität das letzte Residuum menschlicher Freiheit. Sie ist das, was nicht delegierbar ist: der innere Raum der Entscheidung, ob ich fühle – wie ich fühle – und in welchem Verhältnis ich mein Fühlen zum Handeln setze.

Die Idee, dass emotionale Selbstführung nicht nur ein Ausdruck individueller Reife, sondern eine Grundbedingung innerer Freiheit ist, wurzelt in den geistesgeschichtlichen Fundamenten europäischer und asiatischer Denktraditionen.

Aus philosophischer Perspektive ist sie weniger als moderne Kompetenz im Sinne eines neuropsychologischen Emotionsmanagements zu verstehen, sondern vielmehr als Ausdruck einer ethischen Lebensform, die sich der affektiven Kontingenz des Daseins nicht durch Kontrolle, sondern durch kluge Einhegung stellt. Im Zentrum steht dabei nicht die Disziplinierung oder Unterdrückung von Gefühlen, sondern deren Integration in eine übergeordnete Ordnung des Selbst; eine Ordnung, die sowohl mit der Natur der Dinge als auch mit der sozialen Komplexität des Menschseins in Einklang steht.

Der stoische Begriff der *Ataraxie*, vielfach missverstanden als Affektblindheit oder Emotionslosigkeit, meint nicht die Eliminierung innerer Bewegtheit, sondern die Fähigkeit zur affektiven Selbstdistanz, zur reflexiven Modulation von Ergriffenheit und Impulsivität. Der Stoizismus betrachtet Affekte als Urteile – mithin als kognitive Zuschreibungen, die auf fehlerhafter Bewertung beruhen. Der Weg zur emotionalen Freiheit besteht daher in einer Rekonstruktion dieser Bewertungen durch rationale Einsicht in das Notwendige, das Unverfügbare, das Unvermeidbare (Long 2002, S. 98). Emotional souverän ist, wer zwischen dem unterscheidet, was in seiner Macht liegt, und dem, was der Macht der Welt unterliegt, und sich affektiv nur an Ersterem beteiligt (Hadot 1998, S. 138 f.).

Diese Form der Seelenruhe ist jedoch nicht mit Apathie zu verwechseln. Sie ist eine hochgradig tätige innere Praxis des Umgangs mit der Welt, die auf ständiger Selbstüberprüfung, auf dem Training kognitiver Klarheit und affektiver Unabhängigkeit basiert. Emotional souverän zu sein, bedeutet in diesem Sinne, affektiv ansprechbar zu bleiben, ohne reaktiv zu sein und damit weder in die regressiven Modi des Affektstaus noch in die Überwältigung durch Gefühlsexzesse zu verfallen. Die emotionale Selbstregierung wird so zum Modus praktischer Weisheit (*phronesis*), die nicht auf Selbstoptimierung, sondern auf Selbstkohärenz zielt.

Ein vergleichbares Konzept findet sich in der buddhistischen Philosophie, insbesondere im Ideal des *Upekkhā*, der sogenannten »gleichmütigen Gelassenheit«. Auch hier geht es nicht um Indifferenz oder emotionale Abstumpfung, sondern um die kultivierte Fähigkeit, mit inneren und äußeren Phänomenen in einer Haltung distanzierter Offenheit in Beziehung zu treten. Der buddhistische Gleichmut beruht auf einer tiefen Einsicht in die transitorische Natur aller Dinge – eine Einsicht, die nicht nur intellektuell verstanden, sondern meditativ verkörpert werden muss. Emotionale Souveränität wird so zur Frucht einer ontologischen Schulung des Bewusstseins, das sich aus der Identifikation mit seinen eigenen Regungen ebenso zu lösen lernt wie aus der Fixierung auf äußere Zustände (Gethin 1998, S. 166–169).

Beiden Traditionen ist gemein, dass emotionale Freiheit nicht als Gegenpol zur Emotionalität gedacht ist, sondern als ihre vergeistigte Form. Die Affekte verlieren nicht ihre Energie, sondern erhalten ihre Richtung durch Einsicht, Perspektivwechsel und geistige Disziplin. So wird diese Form des Gleichmuts zur Ressource einer existenziellen Klarheit, die nicht im Rückzug, sondern in der differenzierten Präsenz besteht.

In systemtheoretischer Hinsicht kann emotionale Souveränität als eine Form der Reduktionskompetenz begriffen werden, die es ermöglicht, die Vielfalt möglicher Reaktionsimpulse durch eine übergeordnete Struktur innerer Selektivität zu ordnen (Luhmann 1995, S. 113–117). Sie fungiert somit als autopoietische Leistung der Psyche, die nicht im Sinne eines Reiz-Reaktions-Modells funktioniert, sondern als ein sich selbstregulierendes System, das Komplexität durch Bedeutung transformiert. Der souveräne Mensch ist kein unterdrückendes Subjekt seiner Triebe, sondern ein architektonisch verfasstes Ich, das seine Affekte nicht abwehrt, sondern ausrichtet – nicht im Sinne einer asketischen Entsagung, sondern als Ausdruck seiner dialogischen Weltbezüglichkeit.

Aus dieser Perspektive wird emotionale Souveränität zu einer Form postmoderner Mündigkeit – nicht im kantischen Sinne der reinen Vernunft, sondern als Balance zwischen affektiver Erreichbarkeit und kognitiver Deutungshoheit. Wer emotional souverän ist, lässt sich affizieren, aber nicht vereinnahmen; er bleibt offen, aber nicht durchlässig; verbunden, aber nicht verloren. Das Subjekt der Zukunft ist nicht das kontrollierende, sondern das koordinierende Ich – ein Bewusstsein, das inmitten des Chaos seinen inneren Orbit stabilisiert.

Die Idee, emotionale Ausgeglichenheit nicht als affektive Verarmung, sondern als höchste Form innerer Mündigkeit zu begreifen, durchzieht vielfältige philosophische und spirituelle Traditionen. In einem erkenntnistheoretisch erweiterten Verständnis affektiver Regulation tritt ein Haltungsmoment zutage, das sich von klassischen Modellen emotionaler Kontrolle deutlich unterscheidet: Nicht die Reduktion oder Verdrängung von Emotionen wird angestrebt, sondern ihre reflexive Integration in ein kohärentes Selbstverhältnis. Dabei fungiert affektive Gelassenheit nicht als Vermeidung, sondern als Modus der Präsenz. Der Gleichmut (etwa im Sinn des buddhistischen Upekkhā) ist nicht das Gegenteil von Emotionalität, sondern deren transzendierter Ausdruck. In diesem Kontext verweist Gleichmut auf die Fähigkeit, emotionale Zustände in ihrer Prozesshaftigkeit zu erkennen, sie weder zu fixieren noch zu unterdrücken und sich dabei zugleich nicht mit ihnen zu identifizieren.

Diese Haltung ist nicht mit Apathie oder psychischer Distanznahme zu verwechseln, sondern basiert auf einer tiefen Einsicht in die strukturelle Interdependenz subjektiver Erfahrung. Emotionen erscheinen hier nicht als fest umrissene Entitäten, sondern als emergente, situativ eingebettete Affektkonstellationen, deren Bedeutung nicht durch ihren Inhalt, sondern durch ihre relationale Verfasstheit bestimmt wird (Varela/Thompson/Rosch 1991, S. 240 ff.; Damasio 1999, S. 276). Wer diesen Prozess nicht kontrolliert, sondern kontempliert, kultiviert eine Form reflexiver Indifferenz, die nicht Gleichgültigkeit meint, sondern Bewusstheit im Modus der Nichtverhaftung.

Diese Form der emotionalen Souveränität lässt sich in ihrer erkenntnistheoretischen Tiefe auch als eine Art affektiver Epistemologie verstehen. Sie erkennt an, dass Emotionen nicht lediglich Reaktionen auf äußere Reize sind, sondern konstitutive Elemente subjektiver Welterzeugung – gewissermaßen Teil eines verkörperten Wissenssystems (Ratcliffe 2008, S. 95). Die Fähigkeit, diesem System nicht blind zu folgen, sondern es zu reflektieren, stellt eine höhere Form geistiger Freiheit dar: eine emotionale Autonomie, die nicht auf Abgrenzung, sondern auf Durchdringung basiert.

Im Unterschied zu psychologischen Modellen, die Emotionen funktionalistisch deuten (als Bewertungsmechanismen, Regulationsinstrumente oder evolutive Strategien) eröffnet dieses Verständnis eine philosophisch fundierte Alternative: Emotionen sind weder Feinde der Rationalität noch bloße energetische Impulse, sondern Erscheinungsformen eines in sich selbst reflexiven Subjekts, das seine affektiven Bewegungen als Teil seines Denkens begreift (Solms 2021, S. 182 ff.; Thompson 2007, S. 330).

Der Gleichmut (verstanden als affektiv-kognitive Meta-Haltung) wird in diesem Sinne zu einem epistemisch-ethischen Ideal: Er befähigt dazu, Spannungen nicht vorschnell aufzulösen, sondern sie in ihrer inneren Struktur wahrzunehmen, auszuhalten und darin nicht zu zerschellen, sondern zu reifen. Es handelt sich um eine Haltung, die in der Phänomenologie als leiblich-affektives In-der-Welt-Sein konturiert wird (Fuchs 2013, S. 216) und die sich durch die Ambivalenztoleranz als höhere Ordnung psychischer Organisation auszeichnet.

Emotionale Souveränität ist in diesem Licht keine Disziplinierung des Fühlens, sondern dessen Befreiung aus den Zwangslogiken affektiver Automatismen. Sie resultiert nicht aus Kontrolle, sondern aus einem Zustand stiller Klarheit – einem geistigen Raum, in dem das Subjekt die Bewegungen seiner Affekte erkennt, ohne sich ihnen auszuliefern, und sich in ihrer Mitte dennoch als radikal lebendig erfährt.

In diesem Licht verstanden, überschreitet emotionale Souveränität die Ebene individueller Resilienzstrategien. Sie wird zu einer *Ethik des Fühlens,* die die Frage aufwirft, in welchem Verhältnis wir als soziale Wesen zur Welt und zu uns selbst stehen wollen. Sie fragt, wie wir Verantwortung für unsere affektiven

Bewegungen übernehmen können, ohne sie zu verleugnen oder pathologisch zu glorifizieren. Somit wird emotionale Souveränität ein Akt der radikalen Selbstbestimmung. Sie stellt einen Kontrapunkt zur narzisstisch aufgeladenen Kultur der Selbstüberwältigung dar und ruft dazu auf, emotionale Komplexität nicht zu reduzieren, sondern sie als Ausdruck von Freiheit, Verantwortung und Würde zu kultivieren.

Insofern verweist das (in ► Kapitel 5 vorgestellte) Regulierungsdreieck nicht nur auf psychologische Techniken, sondern auf ein philosophisches Projekt: die Rehabilitierung des Subjekts als souveräne, fühlende Instanz – nicht als Reiz-Reaktions-Automat, sondern als schöpferischer Architekt seines emotionalen Kosmos.

Denn das lange Zeit unhinterfragte Primat der Empathie – verstanden als Fähigkeit, die Gefühlslage anderer nachzuvollziehen und sich affektiv in sie einzufühlen – erscheint unter den Bedingungen permanenter sozialer Überforderung zunehmend problematisch. Denn Empathie kann, ungefiltert und ungebremst, in emotionale Vereinnahmung, Überidentifikation und letztlich in Selbstverlust umschlagen. Sie transformiert sich dann von einer Brücke zur Mitwelt zu einer Last, die den eigenen Handlungsspielraum einschränkt.

Hier setzt der Paradigmenwechsel an: Statt Empathie als moralisches Allheilmittel zu idealisieren, bedarf es eines integrativen Verständnisses emotionaler Regulation, das die Dialektik von Nähe und Distanz umschließt. Genau an dieser Schnittstelle entsteht das psychologische Konzept der emotionalen Souveränität; ein Zustand innerer Freiheit, der nicht als Abwesenheit von Emotionen missverstanden werden darf, sondern als die Fähigkeit, Gefühle in ihrer Intensität und Richtung bewusst zu modulieren.

Das Regulierungsdreieck aus Empathie, Ekpathie und positiver Indifferenz

Im Zentrum dieses neuen Verständnisses steht das philosophisch-psychologische Modell des Regulierungsdreiecks, bestehend aus Empathie, Ekpathie und positiver Indifferenz.

- *Empathie* fungiert dabei als Zugang, als Brücke zur Welt und zu den anderen. Sie eröffnet die Möglichkeit zur Resonanz, zur geteilten Erfahrung und zur sozialen Kohärenz.
- *Ekpathie* hingegen beschreibt die Fähigkeit, sich bewusst abzugrenzen, ohne sich zu verschließen. Ekpathie ist keine kalte Gleichgültigkeit, sondern eine aktive, reflexive Distanznahme, die es erlaubt, in der Begegnung mit dem

Anderen die eigene psychische Kontur zu bewahren. Sie ist Ausdruck einer ethischen Selbstachtung, die Nähe ermöglicht, ohne Vereinnahmung zu riskieren.

- *Positive Indifferenz* schließlich markiert die Haltung der heiteren Neutralität, eine Form kontemplativer Gelassenheit, die weder in Apathie noch in Zynismus verfällt. Sie ist die Kunst, das eigene emotionale System weder zu überfrachten noch zu entleeren, sondern in einem Zustand flexibler Offenheit zu halten. Positive Indifferenz bedeutet nicht das Fehlen von Anteilnahme, sondern die Befähigung, affektive Reize in einer übergeordneten Perspektive zu betrachten, ohne sich in ihnen zu verlieren.

Das Regulierungsdreieck aus Empathie, Ekpathie und positiver Indifferenz eröffnet ein theoretisch wie praktisch neuartiges Verständnis emotionaler Selbstführung, das klassische Modelle der Emotionspsychologie transzendiert. Während herkömmliche Konzepte emotionaler Intelligenz primär auf die intrapsychische Wahrnehmung, Benennung und Steuerung von Gefühlen fokussieren, eröffnet sich hier eine komplexere, relational und existenziell eingebettete Perspektive. Emotionale Regulation erscheint nicht länger als rein funktionale Kompetenz zur Konfliktvermeidung, sozialen Anpassung oder Selbstberuhigung, sondern als substanzieller Beitrag zur Aufrechterhaltung psychischer Kohärenz in einer Welt, die durch fortschreitende Fragmentierung, semantische Überladung und affektive Überreizung gekennzeichnet ist (Barrett 2017, S. 113–115).

Zugrunde liegt die Einsicht, dass Emotionen nicht lediglich als intern verortbare Zustände betrachtet werden können, sondern als Prozesse, die stets schon sozial situiert, kontextuell vermittelt und kulturell codiert sind (Mesquita/Boiger/De Leersnyder 2016, S. 259). Aus dieser Sichtweise entsteht emotionale Souveränität nicht als stabile Eigenschaft, sondern als emergente Fähigkeit zur affektiven Navigation in pluralen Wirklichkeitsmodellen.

Die Dimension der Ekpathie – verstanden als bewusste, nicht abwertende Abgrenzung gegenüber fremden Emotionen – verweist dabei auf ein regulatives Gegenprinzip zur Empathie, das die Unversehrtheit des Selbst ebenso schützt wie die Autonomie des Anderen. Positive Indifferenz schließlich – die Fähigkeit zur wohlwollenden Nicht-Identifikation – stellt eine Form kontemplativer Distanz bereit, die es erlaubt, die emotionale Signifikanz eines Reizes zu würdigen, ohne von seiner affektiven Valenz absorbiert zu werden (Lambie/Marcel 2002, S. 256).

Innerhalb dieses Dreiecks entfaltet sich emotionale Souveränität als performativer Prozess der Selbstvergewisserung. Es handelt sich dabei nicht um einen statischen Zustand, sondern um eine fortwährende Praxis des Sich-in-

Beziehung-Setzens zur eigenen inneren Welt und zur äußeren Komplexität. Aus dieser Perspektive wird der Mensch nicht als passives Reiz-Reaktions-Wesen verstanden, sondern als reflexives Subjekt einer emotionalen Ökonomie, das fähig ist, affektive Dispositionen situativ zu rekonfigurieren – eine Fähigkeit, die im Rahmen klassischer Emotionsregulation nur unzureichend beschrieben wird (Gross 2014, S. 20–23). Diese rekursive Selbstführung ist zugleich ethisch fundiert: Emotionale Souveränität impliziert ein normatives Ideal des achtsamen, selbstbestimmten Umgangs mit Affekten – eine Ethik des Fühlens, die nicht auf Authentizität im Sinne unmittelbarer Ausdruckstreue zielt, sondern auf das reflektierte Verhältnis zwischen Fühlen und Handeln. In diesem Sinne verweist emotionale Souveränität auf ein postheroisches Subjekt, das seine emotionale Expressivität nicht unterdrückt, aber auch nicht ungebremst entäußert – ein Subjekt, das die Fähigkeit kultiviert, sich selbst als affektives System in sozialen Feldern zu beobachten und zu steuern (Fuchs 2021, S. 171–174).

Diese Form der Selbstregulation ist insbesondere unter Bedingungen von Unsicherheit, Ambiguität und Reizüberlastung von entscheidender Bedeutung. In einer hypermedialisierten und affektiv übercodierten Welt, in der Emotionen zunehmend nicht nur erlebt, sondern performativ erzeugt, externalisiert und algorithmisch manipuliert werden, ist emotionale Souveränität kein Luxus, sondern ein existenzieller Imperativ. Sie schützt das Subjekt vor der Übernahme fremder Narrative und der Vereinnahmung durch emotionale Kontexte, deren Normativität nicht reflektiert wurde.

Emotionale Souveränität bedeutet daher auch, sich nicht vollständig für die affektiven Erwartungen anderer verfügbar zu machen. Sie ist eine Form innerer Autonomie, die gerade nicht in Abkapselung oder emotionaler Abstinenz besteht, sondern in der Fähigkeit, responsiv zu bleiben, ohne sich zu verlieren. Als solche trägt sie das Potenzial einer tiefgreifenden Kulturtechnik in sich – einer neuen Anthropotechnik der affektiven Selbstgestaltung, die weder stoische Unterwerfung noch emotionale Entgrenzung idealisiert, sondern das balancierte Dazwischen als Ort psychischer Freiheit etabliert.

Diese Einleitung markiert somit nicht nur eine theoretische Neuausrichtung, sondern lädt dazu ein, emotionale Prozesse als Schlüssel zur Gestaltung einer resilienten, zukunftsfähigen Subjektivität zu verstehen. In einer Ära, die den Menschen zunehmend als funktionales Aggregat ökonomischer, sozialer und technologischer Logiken behandelt, wird emotionale Souveränität zur radikalen Gegenbewegung; einer inneren Revolution, die Freiheit nicht in der Absenz von Bindung sucht, sondern in der Kunst des balancierten Dazwischen.

2 Die Psychologie der Empathie

Empathie ist zugleich vertraut und schwer zu fassen: ein Phänomen mit intuitiver Evidenz und theoretischer Unschärfe. Historisch beginnt der moderne Begriff allerdings nicht als moralischer Imperativ, sondern als ästhetische Operation. Theodor Lipps' »Einfühlung« beschreibt die Projektion eigener Affekte in ein Objekt, durch die ein Kunstwerk als »lebendig« erlebt wird; eine Verschaltung von Wahrnehmung und Innerlichkeit, die erst in der englischen Übersetzung zu *empathy* den Übergang von der ästhetischen Projektion zur intersubjektiven Fähigkeit vollzieht. Mit Carl Rogers verschiebt sich der Fokus endgültig in den Raum zwischen Menschen: Empathie wird zur Methode präzisen Verstehens – »das innere Bezugssystem des anderen« erfassen, ohne Urteil, ohne Verzerrung, ohne Vereinnahmung. Was als ästhetischer Mechanismus begann, wird so zur psychologischen Erkenntnistechnik.

Die kognitive Wende hat dieses Konstrukt entbündelt. Empathie ist nicht länger bloßes Mitfühlen, vielmehr ein mehrdimensionales System aus Perspektivübernahme (kognitiv), Resonanz (affektiv) und Motivation (handlungsleitend). Genau hier entsteht die bis heute folgenreiche Trennlinie zwischen *empathic concern* und *personal distress*: Mitfühlende, andere-orientierte Motivation befördert Hilfe, eigens zentrierte Überwältigung blockiert sie. Zwei Menschen können dieselbe Situation korrekt »empathisch« lesen; der eine handelt klar, der andere bricht unter der Fremdaffektlast ein. Damit ist Empathie nicht nur eine Fähigkeit, sondern auch ein Regulationsproblem.

Metaanalytisch überlappt Empathie für Schmerz mit eigener Nozizeption (der Wahrnehmung von Schmerz) bei gedämpfter sensorischer Spezifität; ein funktionaler Kompromiss zwischen Nähe und Distanz. Dass diese Resonanz selektiv ist (moduliert durch Nähe, Normen und Aufmerksamkeit) unterstreicht ihren erlernten, kontextabhängigen Charakter. Erst die sauber arbeitende Kontrollschicht (TPJ und medialer präfrontaler Cortex) verhindert Überidentifikation und erlaubt, Affektsignale als Information statt Imperativ zu nutzen. Empathische Kompetenz ist daher nie Maximierung, sondern Kalibrierung.

Im sozialen und beruflichen Gebrauch wirkt Empathie wie eine Infrastruktur: Sie reduziert Reibung, erhöht Vorhersagbarkeit und stabilisiert Kommunikation unter Unsicherheit. Perspektivübernahme macht blinde Flecken sichtbar; affektive Präsenz stützt Bindung; gemeinsam senken sie Eskalationsenergie und erhöhen Lern- und Innovationsfähigkeit – sofern Empathie kognitiv gerahmt und rollenfokussiert eingesetzt wird. Die produktive Seite hat jedoch einen Preis. Wo Empathie normiert und dauernd eingefordert wird, kippt sie in emotionale Arbeit: geforderte Gefühlsdarstellung gegen die innere Lage, mit den bekannten Folgeschäden für Gesundheit, Sinnkohärenz und Beziehungsqualität. Auf Organisationsebene erklären ressourcenorientierte Modelle, warum hohe soziale Anforderungen ohne Ressourcen (Erholung, Autonomie, Unterstützung) in Erschöpfung münden; auf der individuellen Ebene führt fehlende Exekutivkontrolle bei hoher Resonanz zu Überidentifikation, während Kontrolle ohne Resonanz instrumentelle Kälte erzeugt. Empathie ist damit zugleich Ressource und Risiko, ihr Nutzen hängt von der Regelgüte ab.

An dieser Stelle setzt eine organisationspsychologische Erweiterung an. In Kontexten, in denen Fehler-Lernen, Risikoentscheidungen und Zusammenarbeit zentral sind, ist Empathie kein monolithisches Gut, sondern eine Familie regulierbarer Zustände: emotionale Empathie als Resonanz, kognitive Empathie als Verstehen und empathische Achtsamkeit als metakognitive Kopplung von Präsenz und Grenze. Diese Trias verschiebt den Anspruch: Nicht »viel Empathie«, sondern »passende Empathie«. Resonanz ohne Grenzarbeit produziert Harmoniesucht und Erschöpfung; Verstehen ohne Präsenz wirkt kalt; Achtsamkeit ohne Entscheidung degeneriert zur Zuschauerrolle. Erst die bewusste Dosierung entlang von Rolle, Auftrag und Kontext macht Empathie zu dem, was sie in komplexen Systemen sein soll: Informationsquelle, Beziehungskitt und Entscheidungshelfer. Die ▸ Kapitel 2.1 bis 2.4 spannen diese Logik auf.

▸ Kapitel 2.1 klärt den Begriff und seine Theoriengeschichte (vom ästhetischen Ursprung über die humanistische Wende bis zur kognitiven Entbündelung) und markiert die motivationalen Gabelungen, an denen Mitgefühl in Hilfe oder Distress umschlägt. ▸ Kapitel 2.2 beschreibt die neuronale Architektur als Kopplung von Resonanz und Kontrolle, die Nähe ermöglicht, ohne Selbstverlust zu riskieren, und erklärt damit, warum empathische Kompetenz immer eine Frage der Kalibrierung ist. ▸ Kapitel 2.3 rekonstruiert den sozialen und ökonomischen Nutzen: Empathie senkt Koordinationskosten, erhöht Lernfähigkeit und stützt Vertrauen – sofern sie kognitiv geführt, rollenadäquat dosiert und organisatorisch geschützt wird. ▸ Kapitel 2.4 schließlich macht die Schattenseite sichtbar: Übernutzung, Rollenkonfusion, Burn-out, *compassion fatigue* und Moral Distress sind Folgen einer Empathiekultur ohne Grenztechnik und ohne Ressourcenarchitektur.

Die Klammer ist einfach und streng: Empathie ist weniger Gebot als Technik. Sie gewinnt an Wert, wenn sie reguliert wird, und verliert ihn, wenn sie romantisiert wird. In der Praxis bedeutet das: genug Resonanz, um Relevanz zu spüren; genug Distanz, um Verantwortung zu übernehmen; genug Klarheit, um Prioritäten zu setzen. Genau dort beginnt die notwendige Ergänzung durch Ekpathie: bewusste Selbst-Fremd-Differenzierung und positive Indifferenz, unparteiische, ruhige Bewertung. Erst in dieser Trias wird Empathie zu dem, was moderne soziale Systeme brauchen: eine belastbare, kalibrierte Form menschlicher Nähe, die Entscheidungen verbessert, statt sie zu verfälschen.

2.1 Historische Entwicklung und psychologische Theorien

Empathie ist ein psychologisches Konstrukt, das sich in seiner theoretischen Geschichte zwischen intuitiver Plausibilität und definitorischer Unschärfe bewegt. Obwohl das Phänomen des Mitfühlens vermutlich so alt ist wie die menschliche Sozialität selbst, ist der Begriff erstaunlich jung. Erst gegen Ende des 19. Jahrhunderts prägte Theodor Lipps die deutsche »Einfühlung« – nicht als moralpsychologisches Ideal, sondern als ästhetisches Grundprinzip. Ein Kunstwerk berührte die Betrachtenden, weil diese ihre eigenen affektiven Regungen in das Objekt hineinprojizierten (Lipps 1903). Die Übertragung ins Englische durch Edward Titchener führte zur heutigen Form *empathy* und löste eine inhaltliche Verschiebung aus: von ästhetischer Projektion zu intersubjektiver Resonanz beziehungsweise von Gefühlsanmutung zur sozialen Fähigkeit.

Mit den Arbeiten humanistischer Psychologen erlangte Empathie eine neue Stellung. Carl Rogers setzte Empathie ins Zentrum seiner klientenzentrierten Therapie. Empathie wurde hier nicht als bloßes Nachfühlen verstanden, sondern als »präzises Erfassen des inneren Bezugsrahmens des anderen« – ohne Urteil, ohne Verzerrung, ohne Vereinnahmung (Rogers 1957, S. 99). Damit wurde Empathie zu einer Methode psychologischer Erkenntnis: Sie erzeugt Zugang zu subjektiven Wirklichkeiten, die verbal oft nur bruchstückhaft vermittelt werden.

In der zweiten Hälfte des 20. Jahrhunderts begann die kognitive Wende die Empathieforschung zu transformieren. Empathie wurde nicht länger als rein affektive Reaktion verstanden, sondern als multidimensionales Konstrukt, das kognitive, emotionale und motivationale Komponenten integriert (Decety/Jackson 2004, S. 72). Die kognitive Dimension umfasst die Fähigkeit zur Perspektivübernahme (Theory of Mind), also das mentale Modellieren fremder Gedanken und Absichten. Die affektive Dimension beschreibt die emotionale Resonanz: das spontane Mitschwingen mit den Gefühlen anderer. Die motivationale Komponente schließlich bestimmt, ob Empathie in prosoziales Verhalten, in Rückzug oder in Distress mündet.

Besonders folgenreich ist die Differenzierung zwischen *empathic concern* und *personal distress* (Batson/Fultz/Schoenrade 1987, S. 18f.). *Empathic concern* bezeichnet eine mitfühlende, auf den anderen gerichtete Haltung, die zur Unterstützung motiviert. *Personal distress* hingegen beschreibt die Überwältigung durch das Leid des anderen, wodurch Empathie dysfunktional wird.

> Die Unterscheidung zwischen *Empathic concern* und *Personal distress* ist zentral für die Psychologie der Selbstführung: Zwei Menschen können dieselbe Situation empathisch wahrnehmen – der eine handelt klar und stabil, der andere bricht emotional zusammen.

Während viele klassische Modelle Empathie als intrapsychischen Prozess betrachten, hat Amy Edmondson den Blick auf die soziale und interaktionale Funktion von Empathie in Arbeits- und Teamkontexten erweitert. Ihre Forschung zur psychologischen Sicherheit zeigt, dass Empathie in organisationalen Umgebungen nicht monolithisch wirkt, sondern in unterschiedlichen Formen auftritt, die unterschiedliche Konsequenzen für Zusammenarbeit, Fehlerkultur und Risikoentscheidungen haben (Edmondson 2019, S. 44–47).

Edmondson unterscheidet drei empirisch besonders relevante Formen.

1. *Emotionale Empathie:* Sie beschreibt das unmittelbare Mitfühlen mit dem emotionalen Zustand eines anderen Menschen. Diese Form erzeugt Resonanz, Wärme und Verbundenheit – kann jedoch bei hoher Intensität zu Überidentifikation oder emotionaler Erschöpfung führen. In Teams kann emotionale Empathie Stabilität herstellen, aber auch zu Konfliktvermeidung und Harmoniesucht verleiten, wenn negative Emotionen unbewusst übernommen werden.
2. *Kognitive Empathie:* Diese Form bezieht sich auf das Verstehen der Perspektive, Denklogik und Intention des Gegenübers. Sie ist mental, nicht affektiv; distanziert, nicht absorbierend. Kognitive Empathie verbessert die Qualität von Entscheidungen, reduziert Missverständnisse und ermöglicht komplexe Koordination. Edmondson zeigt, dass Teams mit hoher kognitiver Empathie häufiger klare, direkte Kommunikation nutzen, ohne dass die Beziehungsqualität leidet.
3. *Empathische Achtsamkeit (Empathic Mindfulness):* Dies ist Edmondsons innovativste Differenzierung. Eine metakognitive Form von Empathie, die die Wahrnehmung der Gefühle anderer mit einem bewussten Aufrecht-

erhalten der eigenen psychischen Grenzen verbindet. Empathische Achtsamkeit bedeutet, präsent zu sein, ohne absorbiert zu werden; emotional zugänglich, ohne überflutet zu werden; resonant, aber strukturiert. Diese Form ist besonders für Führung und komplexe Arbeitssysteme relevant, weil sie sowohl Mitgefühl als auch Klarheit ermöglicht.

Mit Edmondsons Beitrag wird Empathie erstmals als ein Spektrum regulierbarer Zustände verstanden, nicht als eine einheitliche, statische Fähigkeit. Genau diese Perspektive ist für die Entwicklung psychologischer Selbstführung entscheidend: Empathie ist formbar, kontextabhängig und stets in der Gefahr, ihre funktionalen Grenzen zu überschreiten.

Historisch und theoretisch betrachtet ist Empathie daher kein »natürlicher« Zustand, sondern ein komplexes Regulierungssystem zwischen Resonanz, Kognition und sozialer Funktion. Die moderne Forschung zeigt, dass Empathie weniger ein moralisches Gebot als eine psychologische Technik ist – und wie jede Technik nur dann wirksam bleibt, wenn sie präzise angewendet und bewusst begrenzt wird. Genau dort beginnt die notwendige Ergänzung durch Ekpathie und positive Indifferenz.

2.2 Empathie als soziale und berufliche Ressource

Empathie ist in sozialen Systemen kein moralischer Luxus, eher ein produktives Infrastrukturmerkmal: Sie reduziert Koordinationskosten, erhöht die Vorhersagbarkeit sozialen Verhaltens und stabilisiert die Interaktionsqualität unter Unsicherheit. In dyadischen Beziehungen verbessert empathische Kompetenz die Genauigkeit der Perspektivübernahme, senkt Missverständnisse an den Schnittstellen von Rollen und Funktionen und erhöht die Bindungsqualität, weil Signale nicht nur gehört, sondern verstanden werden. In Organisationen übersetzt sich diese Mikroökonomie in makroökonomische Effekte: Führung wird als fairer erlebt, Kooperation wird wahrscheinlicher, Konflikte verlieren Eskalationsenergie und Lernen wird wahrscheinlicher, weil abweichende Informationen nicht als Angriff, sondern als Ressource gelesen werden (Edmondson 1999, S. 351–357; Kellett/Humphrey/Sleeth 2006, S. 516–520).

Der operative Nutzen beginnt mit Kommunikation. Empathie erhöht die Präzision der Decodierung nonverbaler und paraverbaler Signale und ermöglicht damit eine situative Anpassung von Ton, Tempo und Tiefe einer Botschaft. In komplexen, interdependenten Aufgaben verbessert diese Passung die gemeinsame Problemlösung, weil kognitive Empathie blinde Flecken im Team sichtbar macht und divergente mentale Modelle integrierbar werden. Studien zeigen, dass Führungspersonen, die Fähigkeit zur Perspektivübernahme mit affektiver Präsenz verbinden, bei komplexen Aufgaben als kompetenter und durchsetzungsstärker gelten, gerade weil sie Entscheidungen begründen, ohne Beziehungskapital zu verbrauchen (Edmondson 1999; Kellett/Humphrey/Sleeth 2006). Der Mechanismus ist schlicht: Wer die Logik des Gegenübers versteht, kann Widerspruch antizipieren, Relevanz herstellen und Einwände verarbeiten. Diese Form der Empathie ist kein Entgegenkommen, sondern strategische Klarheit.

Ein zweiter Wirkhebel betrifft prosoziales Verhalten und Vertrauen. Empathisch ausgelöste, andere-orientierte Motivation (empathic concern) steigert Hilfsbereitschaft und fördert informelle Unterstützung, die in Wissensarbeit als Puffer gegen Engpässe fungiert. Wo Aufgaben nicht vollständig spezifiziert sind, reduziert Empathie Opportunismus, weil sie die Konsequenzen eigener Handlungen auf andere interne Modelle zuführt. Damit wirkt sie als »moralischer Katalysator«, ohne Moral zu predigen (Batson/Fultz/Schoenrade 1987; Decety/Cowell 2014, S. 338–339). Der Unterschied zur problematischen Selbstüberwältigung (personal distress) ist praktisch bedeutsam: Nur die andere-orientierte Komponente sagt robuste Hilfsbereitschaft voraus; Distress produziert eher Rückzug.

Ein dritter Bereich ist Innovation. Perspektivübernahme (kognitiv, nicht sentimental) erhöht die Wahrscheinlichkeit, dass Ideen für die Rezipient:innen anschlussfähig formuliert werden. Das gilt für Kund:innen ebenso wie für interne Stakeholder. Kreativität entsteht nicht im Vakuum, sondern an Relevanzrändern; Empathie verschiebt diese Ränder, indem sie Problemdefinitionen aus dem Blick des anderen neu rahmt. In Teams mit hoher psychologischer Sicherheit (einer sozial geteilten Erwartung, dass Fragen, Zweifel und Fehler nicht sanktioniert werden) wirken empathische Mikropraktiken wie Nachfragen, Paraphrasieren und explizites »Perspektiven-Parken« als Träger der Lernschleife. Die Folge sind mehr Wortmeldungen, rascheres Fehlerauffangen und höhere Adaptivität unter Zeitdruck (Edmondson 1999, S. 358–365).

Im Kund:innenkontakt zeigt Empathie einen direkt messbaren Nutzen: Sie reduziert Eskalationen, verbessert Servicebewertungen und erhöht Loyalität, weil sie »Anliegen« präzise erfasst und Lösungswege validiert, bevor sie umgesetzt werden. Entscheidend ist die Kopplung von kognitiver Empathie (Verstehen) und affektiver Signalisierung (Gesehen-Werden). Wo nur Verständnis ohne Affekt kommuniziert wird, entsteht Kälte; wo nur Affekt ohne Struktur gezeigt wird, entsteht Hilflosigkeit. Leistungsstark ist die Kombination auch, weil sie Erwartungen managt und die Kontrollüberzeugung des Gegenübers erhöht.

Gleichzeitig ist Empathie Arbeit. Man kann Empathie als Kern der »emotionalen Arbeit« beschreiben: das Management eigener Gefühle, um eine öffentlich sichtbare Gefühlsdarstellung zu erzeugen, die zur Rolle passt. In vielen Berufen wird Empathie nicht nur gefordert, sondern normiert. Die Ressource kippt zur Belastung, wenn die Darstellung dauerhaft von der inneren Lage abweicht oder wenn Organisationen Empathie einfordern, ohne Regenerationsmöglichkeiten zu schaffen. Dann steigen Zynismus und Erschöpfung; die Qualität der Interaktion wird zwar formal gewahrt, verliert aber Substanz, weil sie nicht mehr von authentischer Resonanz getragen ist (Hochschild 1983, S. 6–13). Für die Praxis lautet die Implikation: Empathie entfaltet ihren Nutzen nur, wenn sie nicht als Dauerzustand erzwungen wird, sondern als situative Kompetenz mit Pausen, Grenzen und Stellvertretung organisiert ist.

Auf der Ebene individueller Leistung interagiert Empathie mit kognitiver Kapazität und Selbstkontrolle. Empathie ohne Exekutivfunktionen produziert Überidentifikation; Exekutivfunktionen ohne Empathie erzeugen instrumentelle Kälte (Hoffmann 2024, S. 128 f.). Untersuchungen zu emotionaler Intelligenz im Organisationskontext deuten darauf hin, dass die leistungssteigernde Wirkung besonders dann entsteht, wenn empathische Sensitivität mit Arbeitsgedächtnis und Regelkapazität gekoppelt ist: Nur so werden soziale Signale in Handlungsentscheidungen übersetzt, statt im Affekt steckenzubleiben (Côté/Miners 2006). Praktisch übersetzt: Empathie muss priorisieren lernen. Nicht jedes wahrgenommene Bedürfnis ist handlungsleitend; entscheidend ist die Passung zum Auftrag und zur Rolle.

Verhandlungssituationen zeigen die doppelte Kante der Ressource besonders klar. Kognitive Empathie erhöht die Trefferquote integrativer Lösungen, weil sie Präferenzen und »rote Linien« der Gegenseite modelliert. Ungebremste affektive Empathie kann dagegen die eigene BATNA (Best Alternative to a Negotiated Agreement) schwächen, wenn das Bedürfnis, das Gegenüber zu entlasten, die eigene Zielhierarchie unterläuft. Erfolgreiche Verhandler:innen trennen deshalb das *Verstehen* der Gegenseite vom *Übernehmen* ihrer Gefühle. Empathie ist hier keine Nachgiebigkeit, sondern Informationsgewinn, der strategisch genutzt wird.

Schließlich ist Empathie kulturabhängig. In homogenen Teams reichen implizite Signale oft aus, um Verstehen zu erzeugen; in diversen Kontexten wird Empathie zur Übersetzungstechnologie, die Codes, Normen und Ambiguitäten explizit macht. Besonders in Diversitätsteams ist die Differenzierung der Empathieformen entscheidend: Emotionale Empathie stabilisiert Zugehörigkeit, kognitive Empathie sichert Verständigung und empathische Achtsamkeit im Sinne einer wachen, grenzbewussten Präsenz verhindert Überforderung. Wo diese

Trias bewusst kultiviert wird, sinkt die Wahrscheinlichkeit, dass Konflikte personalisiert werden. Stattdessen werden sie als Strukturprobleme verstanden, die lösbar sind.

Empathie ist eine produktive Ressource, weil sie Reibung reduziert und Sinn koordiniert. Sie entfaltet ihren größten Nutzen, wenn sie als regulierte, rollenfokussierte Kompetenz verstanden wird – präzise dosiert, explizit trainiert, organisatorisch geschützt. Ohne diese Rahmung verwandelt sich dasselbe Potenzial in Belastung. Der Unterschied ist nicht ideologisch, aber technisch: Kalibrierung, nicht Kult. Genau hier setzt die psychologische Selbstführung an.

2.3 Die Schattenseite: emotionale Überlastung, Rollenkonfusion, Burn-out

Empathie ist eine Ressource mit Preis. Wo sie permanent eingefordert, normiert oder falsch gerahmt wird, kippt sie von prosozialer Kompetenz in dysfunktionale Selbstüberwältigung. Psychologisch beginnt die Erosion selten spektakulär. Sie zeigt sich als mikroskopische Verschiebung der Grenze zwischen »bei dir« und »bei mir«: Die affektive Resonanz wird nicht mehr als Information verarbeitet, sondern als Imperativ erlebt. Aus *empathic concern* entsteht *personal distress* – eine auf das eigene Unbehagen gerichtete Aktivierung, die prosoziales Handeln unterminiert und in Vermeidung, Hilflosigkeit oder Überanpassung mündet (Batson/Fultz/Schoenrade 1987, S. 20–23). Neurokognitiv entspricht dies einer überproportionalen Resonanz bei unterrekrutierter Perspektiv- und Grenzsteuerung; subjektiv fühlt es sich an, als würde das Leid der anderen in das eigene Nervensystem »einsickern« (Singer/Lamm 2009, S. 91 f.).

Organisatorisch verstärkt »emotionale Arbeit« diese Dynamik. Wenn Rollen die sichtbare Darstellung von Mitgefühl verlangen (unabhängig von der inneren Lage), entsteht eine chronische Dissonanz zwischen Gefühlsausdruck und Gefühlszustand. Kurzfristig stabilisiert dies die Interaktion, langfristig kostet es Selbstregulationsenergie und Sinnkohärenz. Zunächst steigen Zynismus und Erschöpfung, später sinken Empathiefähigkeit und Beziehungsqualität. Die physiologische Rückseite ist Allostase: Daueraktivierung der Stressachsen als Preis für konstante Gefühlsdarstellung. Das subjektive Ergebnis ist eine »müde Wachheit«, funktional genug für Routine, zu leer für Urteil.

Rollenkonfusion beschleunigt den Übergang von Belastung zu Erschöpfung. In helfenden, beratenden und führenden Funktionen verschwimmen Grenzen dort, wo Hilfe mit Übernahme verwechselt wird. Die Rolle wechselt unbemerkt vom professionellen Container zum emotionalen Schwamm. Klassische Rollentheorie zeigt, dass unklare Erwartungen (role ambiguity) und widersprüchliche Anforderungen (role conflict) zentrale Prädiktoren von Strain (Stress, der aus Rollenerwartungen resultiert) sind – besonders dann, wenn hohe Empathie-Sensitivität auf geringe formale Grenzmarkierungen trifft (Kahn et al. 1964, S. 69–80). Im Alltag bedeutet das: Wer immer verfügbar ist, wird bald unersetzlich – und genau daran zerreibt sich die Person.

Auf Systemebene zeigt das Job-Demands–Resources-Modell, warum empathie-intensive Arbeit ohne strukturelle Ressourcen in Erschöpfung mündet. Hohe soziale Anforderungen (mit Leid konfrontiert werden, Konflikte moderieren, Ambiguität tragen) führen erst dann zum Burn-out, wenn Erholungs-, Entscheidungs- und Unterstützungsspielräume fehlen. Ressourcen wirken nicht romantisch, sondern mechanisch: Sie schließen die Regelschleife, die empathische Aktivierung in tragfähige Handlung übersetzt. Ohne diese Schleife kumuliert die Erregung zur Erschöpfung (Bakker/Demerouti 2007, S. 312–318; Maslach/Schaufeli/Leiter 2001). Burn-out ist ein Syndrom aus emotionaler Erschöpfung, Depersonalisierung/Zynismus und reduzierter Wirksamkeit. Empathie fungiert hier als Doppelagent: Sie ermöglicht zunächst Beziehungsarbeit und beschleunigt später die Entfremdung, wenn sie zur Daueranforderung ohne Abgrenzung wird. Die oft beobachtete »Kälte« im Spätstadium ist deshalb keine moralische Verrohung, sondern ein notdürftiger, dysfunktionaler Schutz gegen Überflutung – eine negative Indifferenz, entstanden aus Erschöpfung, nicht aus Souveränität (Maslach/Schaufeli/Leiter 2001, S. 403–407).

In helfenden Berufen treten zusätzliche Schattenformen auf. *Compassion fatigue* beschreibt die sekundäre Traumatisierung durch die wiederholte Konfrontation mit Leid. Sie ist durch emotionale Taubheit, Reizbarkeit, Schlafstörungen und einen Ekel vor der eigenen Hilflosigkeit gekennzeichnet. Die Mechanik ist einfach: Hohe affektive Resonanz ohne rhythmische Entladung und ohne klare Rollenbarrieren führt zu schleichender Überidentifikation und schließlich zum Abschalten (Figley 1995, S. 7–10; Coetzee/Klopper 2010, S. 237 f.). Verwandt ist das Phänomen des *moral distress*: Wer erkennt, was fachlich oder ethisch geboten wäre, es aber aufgrund struktureller Hindernisse nicht umsetzen kann, erlebt eine anhaltende kognitive Dissonanz, die Empathie in Schuld- und Schamkreisläufe überführt (Epstein/Hamric 2009, S. 330–334). Zu den psychologischen Nebenfolgen gehört eine Verzerrung des Urteilens. Empathie ist nicht blind, sondern parteiisch: Nähe, Gruppenzugehörigkeit und Stereotype modulieren Resonanz und Fürsorge. Unter Druck verstärkt sich diese Selektivität. Hilfe wird dort priorisiert, wo Identifikation hoch ist; dort, wo sie gering ist, dominiert moralische Indifferenz. Das Ergebnis ist eine ungleich verteilte Fürsorgeökonomie, die subjektiv plausibel, objektiv aber ungerecht ist. In konflikthaften Umwelten verstärkt dies Lagerbildung und moralische Überhöhung, während die Fähigkeit zur nüchternen Abwägung sinkt. Selbst gut gemeinte Empathie kann so zum Katalysator schlechter Entscheidungen werden, wenn sie nicht durch Perspektivarbeit und Grenzführung reguliert wird (Decety/Cowell 2014, S. 338–341). Praktisch relevant ist die Unterscheidung zwischen professioneller Abgrenzung und Rückzug.

- Abgrenzung ist aktive Grenzführung: Sie hält Kontakt und schützt Integrität.
- Rückzug ist Passivschutz: Er vermeidet Kontakt und beschädigt Beziehung.

In Teams wird diese Differenz an Mikromustern sichtbar: präzises Spiegeln ohne Übernahme, explizites »Parken« starker Affekte, klare Markierung von Rolle, Auftrag und Zeitfenster. Dort, wo diese Praktiken fehlen, steigt die Wahrscheinlichkeit, dass Empathie in private Not umschlägt und die Person sich über moralisch klingende Begründungen (»immer für andere da sein«) selbst ausbrennt.

Die Gegenmaßnahmen sind mental anspruchsvoll: Rhythmus statt Dauereinsatz, kognitive Perspektivierung statt ungebremster Affektaufnahme, explizite Rollengrenzen statt impliziter Verfügbarkeit, Teampraktiken der Entlastung statt heroischer Einzelperformanz. Empathie bleibt wertvoll, wenn sie Teil einer regulierten Architektur ist; eingebettet in Ekpathie als bewusste Abgrenzung und in positive Indifferenz als Haltung innerer Klarheit. Ohne diese Komplementäreigenschaften verliert sie ihren Nutzen und wird zur Ursache dessen, was sie vermeiden wollte: menschliche Distanz.

3 Ekpathie: die vergessene Kunst der bewussten Abgrenzung

Empathie allein genügt nicht. Wer in komplexen sozialen Kontexten führt, berät oder sorgt, braucht eine zweite Fähigkeit: die Kunst, affektive Resonanz bewusst zu regulieren, ohne Beziehung zu kühlen. Genau hier setzt Ekpathie an. Sie ist die metakognitive Technik, fremd induzierte Gefühle präzise zu erkennen, als »nicht-eigen« zu markieren und so zu dosieren, dass Verstehen erhalten bleibt, während Urteils- und Handlungsfähigkeit stabil bleiben. Ekpathie ist deshalb nicht das Gegenstück zur Empathie, sondern deren fehlende Mittelschicht: Sie macht Nähe belastbar.

▶ Kapitel 3.1 verankert diese Perspektive begrifflich und historisch. Es zeigt, dass Ekpathie nicht als Verweigerung von Mitgefühl verstanden werden kann, sondern als bewusste Selbst-Fremd-Differenzierung. Die Linie reicht von philosophischen Ideen geordneter Affektökonomie über professionsethische Modelle engagierter Distanz bis zu klinischen Konzepten, die die psychische Container-Funktion beschreiben: aufnehmen, ordnen, zurückgeben, ohne zu verschmelzen. Aus dieser Genealogie entsteht Ekpathie als trainierbares Verfahren, nicht als Charakteretikett.

▶ Kapitel 3.2 räumt mit einem hartnäckigsten Missverständnis auf: Ekpathie ist keine Apathie. Apathie entzieht sich der Beziehung, Ekpathie hält sie aus. Während Apathie Desengagement ist, operiert Ekpathie als strukturiertes Engagement mit klaren Grenzen. Praktisch wird diese Differenz in Sprache, Haltung und Timing sichtbar: präsent, präzise, nicht-verschmelzend. So wird Mitgefühl nicht kleiner, sondern treffsicherer, weil die Person nicht vom Affekt der Situation absorbiert wird.

▶ Kapitel 3.3 verschiebt den Fokus von der Definition zur Mechanik. Psychodynamisch schützt Ekpathie vor projektiver Identifizierung: Der Professional wird nicht Austragungsort fremder Affekte, sondern zum Gefäß, das Druck hält und Bedeutung herstellt. Kognitiv stützt sich Ekpathie auf Reappraisal (Neubewertung der Situation) und Selbstdistanzierung: negative Affektimpulse werden im Licht von Rolle, Ziel und Auftrag neu gerahmt, die innere Perspektive wechselt vom »Ich im Sog« zum »Beobachter-Ich«. Entscheidend ist die

Sequenz: Detektion, Markierung, Reintegration. Sie schafft den Zwischenraum, in dem Empathie Information bleibt, statt zur Induktion zu werden.

► Kapitel 3.4 zeigt die operative Relevanz in drei Hochlastfeldern: Beratung, Führung, Pflege. In der Beratung verhindert Ekpathie Retterdynamiken und hält den Auftragsfokus, ohne das Gegenüber zu entwerten. In Führung koppelt sie Perspektivübernahme an Priorisierung – Zugewandtheit in der Form, Härte in der Sache. In der Pflege schützt Ekpathie Nähe, indem sie sie strukturiert: Rituale der Rollenklärung, kurze Debriefings, klare Rückgabe-Sätze. Überall gilt: Nicht die Intensität des Mitfühlens entscheidet über Qualität, sondern die Regelung von Nähe und Grenze.

► Kapitel 3.5 macht die Technik greifbar: Abgrenzung ohne Isolation. An konkreten Fallmustern – Entscheidung unter Druck, Beratung mit hoher Affektdichte, Pflege am Limit, Verhandlung – wird sichtbar, wie ekpathische Mikroschritte wirken: präzises Spiegeln ohne Übernahme, explizites »Parken« starker Affekte, markierte Rollensätze, kurze Reframing-Schleifen und am Ende ein klarer Commit. Das Muster wiederholt sich: Empathie liefert Relevanz, Ekpathie hält Integrität, positive Indifferenz stabilisiert das Urteil.

Diese fünf Unterkapitel bilden eine Klammer: von der begrifflichen Setzung über die Fehlstellenkorrektur und die psychische Mechanik bis zur Anwendung am konkreten Fall. Ihr gemeinsames Ziel ist die Transformation von Mitgefühl in belastbare Wirksamkeit. Ekpathie macht Beziehungen nicht kälter, aber tragfähiger. Sie verhindert, dass Empathie zur Ursache dessen wird, was sie verhindern soll – emotionale Überwältigung, Rollenkonfusion, Entscheidungsverlust – und ermöglicht genau jene Form der Professionalität, die moderne Arbeit braucht: genug Nähe, um Relevanz zu spüren; genug Distanz, um Verantwortung zu übernehmen.

3.1 Begriffsdefinition und historische Wurzeln

Ekpathie ist keine Abwesenheit von Empathie, sondern deren regulatorisches Gegenstück. Gemeint ist ein willentlicher, metakognitiver Prozess, durch den Gefühle, Haltungen und Impulse, die von anderen in uns induziert wurden, erkannt, als »fremd« markiert und aus der eigenen inneren Verarbeitung aktiv ausgeschlossen werden.

Der spanische Psychiater José Luis González de Rivera prägte dafür die Bezeichnung *ecpatía/ekpatía* als »voluntary mental process of actively excluding feelings, attitudes, thoughts and motivations induced by others« und positionierte sie ausdrücklich nicht als Kälte oder Gefühlsarmut, sondern als komplementäre Technik zur Empathie, die vor emotionaler Ansteckung, projektiver Identifizierung und Manipulation schützt (González de Rivera 2005, S. 1–3). Der etymologische Kern verdeutlicht den Funktionszweck: *ek-patheia* – »hinaus aus dem Gefühl«. Während Empathie das »Hineinfühlen« in fremde Affekte leistet, stellt Ekpathie die Fähigkeit her, »aus dem übernommenen Gefühl wieder hinauszutreten«, ohne Beziehung abzubrechen (González de Rivera 2005, S. 4, Übersetzung des Autors).

Historisch ist Ekpathie die explizite Antwort auf eine blinde Stelle der Emotionskultur helfender und führender Berufe: die unkontrollierte Übernahme fremder Affekte. González de Rivera verortet Empathie als zentrale Basiskompetenz sozialer und therapeutischer Beziehungsgestaltung (sie schafft Anschluss, Verständnis und Bindung) und betont zugleich die Notwendigkeit, ihre Intensität begrenzen zu können, wenn Übernahme die Urteilsfähigkeit unterläuft. Die Differenz zu Apathie ist dabei kategorial: Apathie ist Desengagement, Ekpathie ist engagierte Grenzführung. Ekpathie erhält Präsenz, ohne Überidentifikation zuzulassen; sie ist damit kein Mangel an Mitgefühl, sondern die Bedingung, Mitgefühl unter Belastung funktionsfähig zu halten.

Konzeptionell knüpft Ekpathie an drei Traditionslinien an, die erst im Zusammenspiel ihre Pointe entfalten.

1. Die stoische Idee einer geordneten Affektökonomie: nicht Gefühllosigkeit, sondern die Fähigkeit, Affekte so zu regulieren, dass Urteilskraft und Handlungsfähigkeit erhalten bleiben.
2. Die klinische Figur des *detached concern,* die seit der klassischen Medizinsoziologie als engagierte, aber grenzwahrende Zuwendung verstanden wird.
3. Die psychodynamische Arbeit am Phänomen der projektiven Identifizierung: Fremde Affekte werden »eingelagert« und als eigene erlebt; Ekpathie setzt genau hier an und trennt Aufnahme (wahrnehmen) von Identifikation (übernehmen).

Entsprechend muss man die Anwendungsziele explizit definieren: der Umgang mit projektiver Identifizierung in klinischen und außerklinischen Kontexten sowie die Prävention von emotionaler Ansteckung und manipulativen Induktionen.

Operationell beschreibt man Ekpathie als eine dreistufige mentale Technik, die geschult werden kann.

1. Detektion: das frühe, benennbare Registrieren induzierter Affekte – »dieses Gefühl gehört nicht zu meiner Ausgangslage.«
2. Markierung der Alterität: kognitive und affektive Grenzziehung zwischen Eigenem und Fremdem, die das »Einsickern« stoppt.

3. De-Integration bzw. Rückgabe: das bewusste Herauslösen des Fremdanteils aus dem eigenen Prozess und die Reorientierung an den eigenen Zielen, Rollen und Urteilen (González de Rivera 2005, S. 6 f.).

Diese Sequenz ist keine Distanzgeste, sondern eine Präzisierung der Beziehung: Die empathische Information bleibt erhalten, ihre dysfunktionale Vereinnahmung wird beendet.

Der historische Ort der Ekpathie ist damit eindeutig: Sie professionalisiert eine seit langem geübte Praxis psychischer Selbstführung und gibt ihr einen klaren Namen. Ekpathie ist die notwendige Kompensation empathischer Überlastung, nicht deren Verneinung (González de Rivera 2004, S. 243–245).

Entscheidend ist der methodische Charakter: Ekpathie ist keine Disposition, die man »hat« oder »nicht hat«, sondern ein trainierbares Verfahren der Grenzsetzung, das mit empathischer Sensitivität koexistiert. In diesem Sinne ist Ekpathie keine moralische These, sondern eine Technik – präzise, nüchtern, wiederholbar. Sie stellt die Verbindung zu moderner Emotionsregulation her, in der Reappraisal und psychologische Distanzierung nicht als Kälte gelten, sondern als Voraussetzung, damit affektive Information handlungsfähig statt handlungsunfähig macht.

Das ist für dieses Buch zentral. Empathie liefert Relevanz, Ekpathie hält Integrität. Beide zusammen, ergänzt um positive Indifferenz als Haltung innerer Klarheit, bilden ein Regelsystem, das emotionale Arbeit von moralischer Selbstausbeutung unterscheidet. Ohne Ekpathie wird Empathie zur Ursache der Störung, die sie vermeiden sollte. Mit Ekpathie bleibt sie eine Ressource – dosiert, verfügbar, belastbar.

Ekpathie bezeichne ich daher als die bewusste Regulierung empathischer Resonanz durch aktive Selbst-Fremd-Differenzierung. Gemeint ist kein Rückzug aus der Beziehung, sondern eine metakognitive Technik, die affektive Aufnahmefähigkeit mit klaren Grenzen koppelt. Der Prozess beginnt nicht bei der Gefühlsabwehr, vielmehr bei der Differenzierung: Was in mir ist eigen, was wurde induziert? Diese Unterscheidung erzeugt einen kognitiven Zwischenraum, in dem Empathie als Information erhalten bleibt, ohne die Urteilskraft zu verschieben. Damit wird Ekpathie zur fehlenden mittleren Instanz zwischen Resonanz und Entscheidung.

Historisch bündeln sich drei Vorläufer zu einer stabilen Praxis.

- Die stoische *apatheia* richtet den Blick nicht auf Gefühllosigkeit, sondern auf die Souveränität über nicht-hilfreiche Affektübernahmen. Ihr Kern ist die Rekalibrierung des Werturteils: Dinge sind zunächst »Indifferenzen«; erst die Zuschreibung macht sie aufgeregt oder hemmend. In der Logik ekpathischer Arbeit bedeutet das, die Fremdaffekte als »nicht notwendige« Bestimmungsgründe des eigenen Handelns zu entmachten, ohne die Situation zu verflachen. So bleibt Mitgefühl möglich, während die Handlungsgründe an Rolle, Auftrag und Ziel gebunden werden.
- Die medizinsoziologische Figur des *detached concern* liefert dazu das professionsethische Profil: engagierte Zuwendung unter Erhalt professioneller Distanz. Dies ist kein Zynismus, aber eine trainierte Balance, die es ermöglicht, Leiden ernst zu nehmen, ohne sich funktional zu verlieren (Lief/Fox 1963, S. 18 f.).
- Psychodynamisch stellt die sogenannte Container-Funktion die dritte Säule: Fremde Affekte werden gehalten, mental »verdaut« und zurückgegeben, ohne mit der eigenen Selbstrepräsentanz zu verschmelzen. Entscheidend ist der Funktionswechsel von Identifikation zu Symbolisierung – Ekpathie setzt genau dort an, wo projektive Identifizierung in Übernahme kippen würde (Bion 1962/1991, S. 9 f.).

Die moderne Emotionsregulationsforschung liefert hierfür die operationale Schablone. In Gross' Prozessmodell lässt sich Ekpathie als gezielte Nutzung mehrerer Eingriffspunkte verstehen: situative Fokussierung (Aufmerksamkeitslenkung auf handlungsrelevante Signale), kognitives Reappraisal (Neubewertung der induzierten Affekte im Licht von Rolle und Ziel) und Antwortmodulation (bewusste Dämpfung der Ausdrucksstärke, bis Klarheit wiederhergestellt ist). Der methodische Clou liegt im Reappraisal: Nicht das Gefühl wird bestritten, sondern seine Zuständigkeit für die aktuelle Entscheidung begrenzt. So bleibt Empathie informationsreich, ohne in *personal distress* zu kippen (Gross 1998, S. 275–284). Kross und Ayduk ergänzen die Technik der psychologischen Distanzierung: linguistische Selbstdistanz (dritte Person, Eigenname), räumlich-zeitliche Perspektivverschiebung und »Fly-on-the-wall«-Betrachtung. Diese Eingriffe reduzieren die affektive Selbstbeteiligung, erhöhen die kognitive Kohärenz und verhindern Überidentifikation – das ist präzise das, was ekpathische Grenzziehung leistet (Kross/Ayduk 2011, S. 187–189).

Aus diesen Bausteinen entsteht ein reproduzierbares, trainierbares Vorgehen.

1. Detektion: das explizite Benennen des Fremdanteils (»dieser Affekt ist induziert, nicht originär«).

2. Markierung: eine kognitive Grenzsetzung, die Empathie als Datenquelle erhält, den Übernahmemodus aber unterbindet.
3. Re-Integration: die Ausrichtung an Rolle, Auftrag und Ziel – was davon ist jetzt handlungsrelevant, was bleibt reine Kontextinformation? In der Praxis zeigt sich diese Sequenz als »ruhige Klarheit«: Präsenz bleibt spürbar, aber die Entscheidung ruht auf Kriterien, nicht auf Ansteckung.

Die drei Traditionslinien sind dabei nicht bloß historische Zitate, sondern funktional komplementär. Die stoische Perspektive liefert den normativen Rahmen der Selbstverantwortung für die eigene Affektökonomie. *Detached concern* sichert die professionsethische Legitimation, Nähe und Grenze gemeinsam zu halten. Die Container-Logik beschreibt die psychische Mikrostruktur: aufnehmen, ordnen, zurückgeben – ohne zu verschmelzen. Zusammengenommen bilden sie die Architektur, in der Ekpathie nicht als Defizit von Wärme erscheint, sondern als Voraussetzung belastbarer Wärme. Wer ekpathisch arbeitet, drosselt Empathie nicht, sondern richtet sie aus: Resonanz ja, aber gerahmt durch Selbst-Fremd-Differenzierung; Mitgefühl ja, aber gebunden an Urteil.

Damit wird auch verständlich, warum Ekpathie keine Ideologie, sondern eine Technik ist. Sie ist prinzipientreu und zugleich situationssensibel. Sie lässt sich über Mikroroutinen stabilisieren: kurze sprachliche Markierungen der Rollengrenze, explizites »Parken« starker Affekte mit angekündigter Rückkehr, Reappraisal-Prompts vor Entscheidungen (»Was ist meine Aufgabe? Welche Information ist relevant?«) sowie Distanzierungs-Cues in Hochbelastungslagen. In Summe entsteht eine professionelle Praxis, die Empathie nicht kultisch maximiert, sondern funktional kalibriert. Genau darin liegt ihre psychologische und ökonomische Stärke: Ekpathie schützt die Integrität der Entscheidung unter Erhalt der Beziehung.

3.2 Ekpathie versus Apathie: ein Missverständnis

Apathie ist Desengagement, Ekpathie ist strukturiertes Engagement.

Die Nähe der Begriffe erzeugt die Täuschung. Apathie und Ekpathie klingen verwandt, stehen aber psychologisch auf entgegengesetzten Seiten. Apathie ist eine Absenkung von Aufmerksamkeit, Resonanz und Verantwortung. Sie verwechselt Selbstschutz mit Rückzug und lässt Beziehung verdampfen, bis nur noch formale Interaktion übrigbleibt. Ekpathie ist eine bewusste, metakognitiv gesteuerte Grenzführung, die Nähe ermöglicht, ohne Selbstverlust zu riskieren. Sie hält Kontakt, hört zu, spiegelt präzise, ordnet die Relevanz – und verzichtet genau dort auf Übernahme, wo Identifikation die Urteilskraft trüben würde. In der Verhaltensbeobachtung wirkt Apathie flach, diffus und passiv; Ekpathie erscheint als präsente, klare, nicht-verschmelzende Zuwendung, die die Person gegenüber ernst nimmt, ohne deren Affektlage zur eigenen zu machen. Funktional bedeutet dies: Empathische Information wird genutzt, Kontrollfähigkeit bleibt erhalten. Die subjektive Phänomenologie ist entsprechend nüchtern: Bei Apathie fühlen sich Gespräche »leer« an, bei Ekpathie »klar« – mit emotionaler Durchlässigkeit, die nicht verwischt.

Diese Unterscheidung ist keine semantische Kosmetik, sondern vielmehr professionsethisch zentral. In helfenden, beratenden und führenden Rollen ist das Ziel nicht, möglichst viel zu fühlen, sondern nützlich zu helfen. Nützlich bedeutet: das Leid sehen, seine Relevanz präzise bestimmen, Optionen strukturieren und Verantwortung für eine Entscheidung übernehmen, die Auftrag, Rolle und Grenzen respektiert. Apathie scheitert an der ersten Hürde – sie sieht zu wenig. Ungebremste Empathie scheitert an der zweiten – sie sieht zu viel und verliert Orientierung. Ekpathie schließt die Regelschleife: sehen, trennen, handeln. In der Burn-out-Forschung ist diese Schleife gut beschreibbar. Wo emotionale Anforderungen hoch sind und Grenzführung fehlt, steigen Erschöpfung, Zynismus und reduzierte Wirksamkeit. An ihrem Ende steht oft eine negative, defensive Indifferenz, die mit Apathie verwechselt wird, tatsächlich aber eine dysfunktionale Notmaßnahme gegen Überflutung ist (Maslach/Schaufeli/Leiter 2001, S. 404 f.). Ekpathie ist der präventive Gegenentwurf: keine Narkose der Gefühle, sondern deren Einbettung in eine belastbare Rollenlogik.

Operational lässt sich die Differenz an drei diagnostischen Merkmalen festmachen.

1. An der Qualität der Aufmerksamkeit: Apathie zeigt flache, abreißende Fokussierung, Ekpathie eine gerichtete, ruhige Aufmerksamkeit mit expliziter Grenzmarkierung.
2. An der Sprache: Apathie meidet Konkretion und bleibt allgemein, Ekpathie benennt Emotionen präzise, markiert Zuständigkeiten (»ich höre/ich verstehe/ich entscheide«) und trennt Beobachtung, Bewertung und Handlung.
3. Am Verlauf: Apathie degeneriert die Beziehung über Zeit, Ekpathie stabilisiert sie, besonders während Belastungsspitzen. Die zugrunde liegende Technik entspricht modernen Emotionsregulationsmodellen: Reappraisal und psychologische Distanzierung reduzieren Überidentifikation, ohne die Informationsqualität zu mindern. Der Affekt wird nicht negiert, sondern dezentriert und funktional verankert – eine Differenz, die im Gespräch spürbar ist: Es bleibt Wärme, aber die Temperatur steuert die Sache, nicht umgekehrt.

Ein verbreiteter Irrtum besteht darin, *detached concern* (die engagierte, grenzwahrende Zuwendung) als Apathie zu missdeuten. Tatsächlich trennt *detached concern* die personenzentrierte Haltung von der Übernahme ihrer Affekte: Man bleibt zugewandt, aber urteilsfähig. Diese professionelle Balance ist nicht Kälte, sondern Fürsorge in tragfähiger Form. Sie ermöglicht, wiederholt Leid zu begegnen, ohne selbst zum Austragungsort zu werden. Ekpathie ist der psychologische Mechanismus hinter dieser Haltung. Sie liefert das metakognitive »Wie«: das frühe Erkennen induzierter Affekte, ihre Markierung als fremd, die Reintegration in Rollen- und Zielrahmen – und gerade dadurch eine verlässliche Präsenz, die geordnet begleitet.

Auch in Führungssituationen ist die Abgrenzung mehr als eine Stilfrage. Apathie erzeugt Kälte und verhindert Voice; ungebremste Empathie erzeugt Harmoniedruck, Entscheidungsverzögerung und Rollenverwischung. Ekpathie schafft ein Klima, in dem Einwände gehört und doch entschieden wird: Perspektivübernahme ohne Übernahme, Mitgefühl ohne Zielverlust. Teams erleben das als Gerechtigkeit: Betroffenheit wird anerkannt, Kriterien werden transparent, Prioritäten bleiben konsistent. In dieser Konstellation wird Empathie zur Ressource, weil sie durch Ekpathie geführt wird. Ohne diese Führung kippt sie in das, was Organisationen am Ende zersetzt: Überlastung der Handelnden und Unklarheit für alle.

Schließlich ist die Abgrenzung auch auf der Ebene individueller Selbstführung wirksam. Apathie ist ein passiver Schutz, der Beziehungen aushöhlt und die eigene Sinnkohärenz beschädigt. Ekpathie ist ein aktiver Schutz, der Beziehungen trägt und Sinn stabilisiert, weil er Verantwortbarkeit ermöglicht. Die Leitregel ist einfach und anspruchsvoll zugleich: Verstehen, ohne zu übernehmen; fühlen, ohne zu verschmelzen; entscheiden, ohne zu versteinern. Wer diese Trias beherrscht, braucht keine Abkühlung der Empathie – sie oder er verfügt über deren Steuerung. Genau das ist der Kern psychologischer Selbstführung unter Belastung.

3.3 Psychodynamische und kognitive Perspektiven

Ekpathie ist psychodynamisch eine Grenztechnologie. Sie verhindert, dass das Selbst zum Austragungsort fremder Affekte wird, und verwandelt Übertragungsangebote in verarbeitbare Information.

Der zentrale Mechanismus ist die Unterbrechung projektiver Identifikation: Anstatt unbewusst jene Affekte zu »übernehmen«, die das Gegenüber in uns induziert, werden sie als fremde Signale erkannt, benannt und in einer stabilen

Selbstrepräsentanz gehalten – Container-Funktion in reifer Form. Dieses Halten erfordert eine klare innere Rollendefinition: Wer bin ich hier, wofür bin ich zuständig, was ist der Auftrag? Ohne diese Selbstmarkierung kippt Containment in Übernahme, Gegenübertragung wird zur verdeckten Steuergröße und die Urteilskraft verengt sich auf die Affektlogik des Gegenübers. Mentalisieren, also das bewusste Repräsentieren mentaler Zustände bei sich und anderen, liefert die Mikrokompetenz, die dieses Halten ermöglicht: Affekte werden als Zustände, nicht als Befehle begriffen; Bedeutungen werden geprüft, nicht übernommen (Fonagy/Bateman 2006, S. 29–31). Praktisch zeigt sich das in kleinen, präzisen Interventionen: »Ich sehe Ihre Angst«, markiert das Fremde, »und ich bleibe bei unserer Aufgabe«, markiert das Eigene. Der Affektdruck darf bestehen, ohne die Grenze zu perforieren.

Kognitiv ist Ekpathie eine regulative Schleife aus Reappraisal und psychologischer Distanzierung. Reappraisal ist die Neubewertung eines affektiven Stimulus im Lichte von Ziel, Rolle und Zeit. Nicht das Gefühl wird bestritten, sondern sein Geltungsbereich begrenzt: »Dieses Ärger-Signal ist relevant als Hinweis auf eine Verletzung – es ist nicht relevant, die Sitzung zu sprengen.«

Prozessual geschieht dies über

- die Umrahmung der Situation (Was ist hier der Auftrag?),
- die Attribution (Worauf beziehe ich den Affekt?) und
- die Priorisierung (Was hat jetzt Vorrang?).

Reappraisal senkt nachweislich negative Affektintensität, ohne Informationsgehalt zu verlieren, und stabilisiert zugleich exekutive Kontrolle – genau jene Kopplung, die ekpathische Grenzziehung trägt. Psychologische Distanzierung ergänzt diesen Schritt, indem sie die Perspektive vom »Ich-im-Problem« in ein Beobachter-Ich verschiebt. Linguistische Selbstdistanz (»Oliver, was ist hier deine Aufgabe?«), räumlich-zeitliche Verschiebungen (»Wie sieht das in zwei Wochen aus?«) oder die »Fly-on-the-wall«-Perspektive reduzieren die Selbstbeteiligung, erhöhen kognitive Kohärenz und verhindern Überidentifikation (Kross/Ayduk 2011, S. 189–191). In der Kopplung entsteht ein robuster Regelkreis: Ein Affekt wird erkannt, gerahmt, genutzt – nicht übernommen.

Die psychodynamische und die kognitive Perspektive sind keine Alternativen, sondern zwei Blickachsen auf denselben Vorgang. Das Containment schafft den inneren Behälter, in dem Affekte ohne Verschmelzung gehalten werden; Reappraisal und Distanzierung liefern die Werkzeuge, die diesen Behälter strukturieren. Wo Mentalisierung schwach ist, misslingen Reappraisals, weil keine stabile Selbst-Fremd-Markierung verfügbar ist. Wo Distanzierung fehlt, überflutet Containment, weil das Material ungefiltert in die Selbstrepräsentanz einsickert. Ekpathie ist die Integration beider Systeme: ein mentalisierendes Halten fremder Affekte, das durch Reappraisal und Distanzierung so gerahmt wird, dass Urteilskraft erhalten bleibt.

Empirisch lässt sich diese Kopplung zeigen. Trainings, die Mitgefühl ausdrücklich von empathischer Affektaufnahme unterscheiden und Distanzierungskompetenzen aufbauen, senken die Tendenz zur negativen Affektübernahme und stabilisieren prosoziale Motivation. Bildgebende Studien weisen dabei eine charakteristische Verschiebung nach: weniger überbordende Aktivierung in affektiv-salienten Netzwerken bei stärkerer Rekrutierung regulativer und perspektivischer Knoten – ein Muster, das funktional dem entspricht, was Ekpathie als Technik intendiert: Nähe ohne Übernahme, Fürsorge ohne Selbstverlust (Klimecki/Leiberg/Ricard/Singer 2014, S. 1666–1670). Diese Evidenz unterstreicht, dass die wirksame Alternative zur empathischen Erschöpfung nicht Abstumpfung, sondern präzisere Grenzführung ist.

In organisationalen Kontexten bildet Ekpathie die fehlende Mittelschicht zwischen emotionaler Öffnung und professioneller Urteilskraft. Teams, die psychologische Sicherheit fördern, benötigen zugleich Mechanismen, die individuelle Affektlast begrenzen: Rollen- und Auftragsklarheit in Meetings, explizite Zeitfenster für Affektrekonstruktion statt Daueremotionalisierung, kurze Reappraisal-Prompts vor Entscheidungen (»Welches Signal ist Information, welches Störgeräusch?«) sowie Distanzierungsroutinen in Hochbelastungslagen. Führung profitiert doppelt: kognitive Empathie erschließt Perspektiven, ekpathische Rahmung verhindert, dass die Führung in Harmoniesucht oder Rettungsfantasien diffundiert. Beratung und Pflege gewinnen an Nachhaltigkeit, weil Containment nicht aus heroischer Selbstaufgabe, sondern aus strukturierter Affektarbeit besteht – mit klaren Grenzen, delegierter Verantwortung und institutionalisierten Entlastungsschleifen.

Psychodynamisch hält Ekpathie den Raum, ohne dieser Raum zu werden. Kognitiv ordnet sie den Affekt, ohne ihn zu leugnen. Gemeinsam sichern sie das, was in komplexer Beziehungsarbeit rar ist: präsente Nähe bei stabiler Selbstrepräsentanz. Genau in dieser Kopplung liegt ihre Leistung für die psychologische Selbstführung – und ihr ökonomischer Wert im Alltag professioneller Arbeit.

3.4 Ekpathie in Beratung, Führung und Pflege

Ekpathie ist die fehlende Mittelschicht zwischen empathischer Präsenz und professioneller Urteilskraft. Sie hält Beziehungen arbeitsfähig, weil sie Resonanz nicht steigert, sondern strukturiert. In der Praxis zeigt sich dies als eine Abfolge kleiner, präziser Interventionen, die Nähe erlauben, ohne Rollen zu verwischen: kontraktfähig zuhören, sauber paraphrasieren, Hypothesen als Hypothesen markieren, Affekte benennen und »parken«, Zeit- und Auftragsrahmen offenlegen und abschließen. So bleibt das Gegenüber gesehen, während die Entscheidung an Auftrag, Evidenz und Rolle gebunden wird.

In der Beratung trennt ekpathische Arbeit die professionelle Beziehung von Rettungsfantasien. Das beginnt mit dem Kontrakt: Ziel, Rolle, Verantwortlichkeiten und Grenzen werden explizit formuliert – nicht als Formalie, sondern als Schutzarchitektur gegen emotionale Übernahme. Im Gespräch dient präzises Paraphrasieren dazu, Information von Affekt zu entkoppeln: »Wenn ich Sie richtig verstehe, ist X passiert; Sie fühlen Y; für unsere Arbeit ist Z heute prioritäres Thema.«

Diese Struktur bestätigt Erleben, ohne es zur impliziten Handlungsanweisung zu machen. Hypothesen werden sprachlich als vorläufig markiert (»Arbeitsthese«, »Karte, nicht Territorium«), wodurch die projektive Sogwirkung starker Erzählungen sinkt. Treten intensive Affekte auf, werden sie explizit benannt und terminiert (»wir parken die Wut und kehren in zehn Minuten zurück«), sodass sie gehalten, aber nicht handlungsleitend werden. Genau diese Mikrotechniken vertiefen die Fallarbeit. Sie verhindern, dass die Beratungsrolle in Kompensation oder Parteilichkeit abgleitet. In Teams erhöht dieser Stil die psychologische Sicherheit, weil er differenzierte Beiträge ermöglicht, ohne dass Personen für ihre Emotionen »haften« müssen. Voice-Verhalten steigt, Fehler werden schneller adressiert, Entscheidungen werden klarer begründet (Edmondson 2019, S. 47–49).

In Führung wirkt Ekpathie als Antidot gegen Harmoniesucht und Entscheidungsverzögerung. Perspektivübernahme bleibt zentral, aber sie ist durch Rollenbewusstsein, Priorisierung und Begründung gerahmt. Praktisch bedeutet das: Die Führungskraft zeigt kognitive Empathie – sie rekonstruiert die Logik und die Randbedingungen des Gegenübers –, kommuniziert dann jedoch die Entscheidung entlang der Zielarchitektur: »Ich verstehe A und B, unser Auftrag verlangt C, deshalb entscheiden wir D – mit den Entlastungen E und F.« Studien belegen, dass diese Kopplung aus kognitiver Empathie und Zielklarheit sowohl Leistung als auch Gerechtigkeitswahrnehmung steigert, während ungebremste affektive Aufnahme die Durchsetzung schwächen kann, weil sie Rollengrenzen verwischt und normative Erwartungen diffundieren lässt (Kellett/Humphrey/Sleeth 2006, S. 523–527). Ekpathische Führung trennt damit das Verstehen von der Übernahme. Sie hält Beziehungskapital intakt, ohne die Autorität zu verflüssigen. Auf Teamebene stabilisieren kurze ekpathische Routinen – beispielsweise die explizite Trennung von »Verstehen« (Was ist das Anliegen?) und »Entscheiden« (Was ist der Auftrag?) in Meetings – die Lern- und Fehlerkultur und senken die Eskalationsneigung, weil Konflikte als Struktur-, nicht als Beziehungsprobleme gerahmt werden.

In der Pflege sichert Ekpathie die Balance zwischen Nähe und Selbstschutz – nicht als defensive Kälte, sondern als nachhaltige Fürsorge. Das klassische Konzept des *detached concern* meint genau dies: engagierte Zuwendung bei klaren Grenzen der Selbstinvolvierung. Wo Pflegebeziehungen dauerhaft hochaffektiv sind, verhindert diese professionelle Distanz, dass empathische Resonanz in *compassion fatigue* umschlägt. Mechanisch gesehen werden Affekte kanalisiert und in strukturierte Fürsorge übersetzt: Informationsgewinn aus Empathie, Prozesssicherheit aus Ekpathie. Konzeptanalysen zeigen, dass Teams, die Distanzierungs- und Reappraisal-Routinen systematisch einsetzen (kurze Emotionsdebriefings am Schichtende, klare Rollenmarker in Hochrisiko-Situationen, explizite Priorisierung von Aufgaben vor Gesprächsvertiefungen), von geringeren Erschöpfungswerten und weniger konflikthaften Interaktionen berichten (Coetzee/Klopper 2010, S. 236–239). Lief und Fox (1963, S. 19–21) haben das bereits früh als Bestandteil professionellen Habitus beschrieben: *detached concern* ist keine moralische Indifferenz, sondern die Voraussetzung, Mitgefühl über Zeitfenster und Fälle hinweg aufrechtzuerhalten.

In allen drei Feldern – Beratung, Führung, Pflege – lassen sich dieselben Verlustsignale für ekpathische Grenzführung beobachten: spontane Zusagen außerhalb des Auftrags, unausgesprochene Verfügbarkeit, schleichende Überidentifikation mit Einzelfällen, Entscheidungsaufschub aus »Rücksicht«. Gegenmittel sind klein und wirksam: die linguistische Markierung von Rolle und Zeit (»als Ihre Beraterin tue ich X – bis 11:30 Uhr haben wir Y«), das konsequente Hypothesen-Labeling, das terminierte Affekt-Parken sowie Reappraisal-Prompts vor kritischen Entscheidungen (»Welche Information ist relevant für meinen Auftrag?«). In Summe entsteht eine Praxis, die nicht weniger empathisch ist, sondern genauer: Resonanz wird als Datenquelle genutzt, Grenzen als Prozessschutz, Entscheidungen als begründete Verantwortung. So bleibt die Person nahbar, die Rolle wirksam und die Organisation leistungsfähig.

Die ökonomische Logik dahinter ist schlicht: Empathie reduziert Koordinationskosten und steigert Anschlussfähigkeit, aber nur ekpathisch kalibriert bleibt sie unter Belastung produktiv. Wo diese Kalibrierung fehlt, steigen verdeckte Kosten: Entscheidungsverzögerungen, Rollenkonflikte, Erschöpfung. Wo sie gelingt, steigen Geschwindigkeit und Qualität von Entscheidungen, Vertrauen bleibt erhalten und die Wahrscheinlichkeit von *compassion fatigue* sinkt messbar. Ekpathie ist damit kein weicher Luxus, sondern eine harte Operationstechnik für Beziehungsarbeit – trainierbar, beobachtbar, messbar.

3.5 Praktische Fallbeispiele: Abgrenzung ohne Isolation

Im folgenden Abschnitt werden vier verdichtete Praxisszenarien entfaltet, in denen Empathie als Informationskanal erhalten bleibt, während Ekpathie als Grenz- und Steuertechnik Entscheidungsfähigkeit, Urteilsklarheit und professionelle Präsenz stabilisiert. Die Fälle illustrieren nicht Moral, sondern Methode: diskrete Mikrohandlungen, durch die affektive Aufnahme nicht in Übernahme kippt.

Im ersten Fall steht eine Führungskraft unter akutem Druck nach einem Projektfehler. Die Situation beginnt mit hoher affektiver Ladung: Ärger, Erschöpfung und ein diffuser Wunsch nach sofortiger Entlastung kumulieren im Team zu der Forderung, den gesamten Scope (Arbeitsumfang) auszusetzen. Der ekpathische Einstieg ist eine saubere Sequenz aus Resonanz, Rahmung und Entscheidung. Zunächst wird die affektive Lage präzise gespiegelt, ohne sich ihr zu unterwerfen: »Risiko und Erschöpfung sind real.« Damit entsteht Validierung, nicht Verschmelzung. Es folgt die explizite Rollensignatur: »Ich verantworte Lieferfähigkeit und Sicherheit.« Dieser Satz markiert die Selbst-Fremd-Differenz – nicht als Abwehr, sondern als Funktionszuordnung. Die Führungskraft separiert danach die akute Gefahrenlage (unmittelbare Risiken, Fehlerquellen) von der generellen Unzufriedenheit (strukturelle Lasten, Prozessmängel) und trifft eine zweistufige Entscheidung: kurzfristige Entlastungsschritte zur sofortigen Stabilisierung, kein kompletter Stopp, um Handlungsfähigkeit und Kundenerwartungen zu sichern. Das Team erlebt zugleich Gesehenwerden und Richtung. Psychologisch entsteht damit ein lokaler Anstieg psychologischer Sicherheit, weil Widerspruch und Emotionen Platz fanden, ohne die Entscheidungsinstanz zu erodieren. Der Mechanismus ist streng: Empathie liefert Relevanzsignale, Ekpathie hält die Regelkreise der Priorisierung offen. In der Wochenbetrachtung zeigt sich der Nutzen in niedrigerer Konfliktintensität, klareren Verantwortungsübergaben und schnellerer Fehlerkorrektur – nicht, weil mehr »gefühlt«, sondern weil besser gerahmt wurde.

Im zweiten Fall zentriert sich die Beratung um eine Rettungsdynamik. Der Coachee externalisiert chronisch Verantwortung und verschiebt die kausale Linie systematisch nach außen: »Mein Umfeld lässt keine Leistung zu.« Die Beraterin beginnt mit empathischem Verstehen der erlebten Blockade, verweigert aber die tröstende Übernahme, die das Narrativ stabilisieren würde. Sie spiegelt Muster (»Sie beschreiben wiederkehrend Begrenzungen ohne eigenen Hebel«) und knüpft Empathie an Auftragsklarheit: »Wir arbeiten an beeinflussbaren Hebeln.« Dieser ekpathische Drehpunkt transformiert Gesprächsaffekt in Arbeitsstruktur. Hausaufgaben, Review-Zyklen und ein klarer Messrahmen (welche Interventionen, welche Indikatoren, in welchem Zeitfenster) verlagern die Energie von der Affektentladung zur Handlung. Die Beziehung bleibt nah, weil das Erleben ernst genommen wird; sie bleibt professionell, weil die Lösung nicht in der Übernahme der Gefühle, sondern in der Aktivierung von Selbstwirksamkeit verortet wird. Rogers' klassische Empathie – präzises, nicht-wertendes Erfassen der Innenperspektive – wird so nicht zum Sog, sondern zum Spiegel, an dem sich der Coachee neu ausrichten kann. Fortschritt entsteht aus Struktur, nicht aus Emotionalisierung; das Erleben wird zum Datenpunkt, nicht zum Imperativ.

Im dritten Fall droht im Pflegesetting die Erosion der inneren Distanz. Eine Pflegekraft auf einer onkologischen Station berichtet über wachsenden Zynismus, Schlafstörungen und das Gefühl, die emotionalen Lagen der Patient:innen »mit nach Hause zu tragen«. Das Team implementiert zwei ekpathische Routinen mit minimaler Dauer und maximaler Wiederholbarkeit. Das kurze Emotions-Debrief am Schichtende – zehn Minuten, feste Reihenfolge aus Benennen, Kurzreappraisal, Rückführung in Rollen- und Auftragsfokus – entlastet, ohne ein »zweites Gespräch« zu eröffnen. Das Boundary-Cueing in der Schicht – sichtbare Marker für unterbrechungsfreie Medikamentenrunden, explizite Sprache für Grenzen (»Ich höre Ihr Anliegen und komme in 15 Minuten zurück«) – stabilisiert Mikrogrenzen, die sonst im Dauerbetrieb erodieren. Nach sechs Wochen sinken subjektive Erschöpfung und Konfliktspitzen. Nähe bleibt erhalten, Überflutung nimmt ab. Klinisch betrachtet wird die Container-Funktion in Teamrituale externalisiert: Ein Affekt wird gehalten, geordnet und in professionelle Fürsorge rückübersetzt, statt als private Last zu sedimentieren.

Im vierten Fall zeigt eine Verhandlung die doppelte Kante von Empathie. Die Verhandlerin nutzt kognitive Empathie, um die Interessen, Nebenbedingungen und roten Linien der Gegenseite präzise zu modellieren. Sie paraphrasiert Kernbedürfnisse (»Zuverlässigkeit der Lieferung hat für Sie Priorität«), generiert Optionen und testet wechselseitige Gewinne. Zugleich hält sie ekpathisch an der eigenen BATNA fest und vermeidet die affektive Übernahme, die zu Konzessionen ohne Gegenwert führen würde. Das technische Moment liegt in der Trennung von Verstehen und Übernehmen: Die Logik der Gegenseite wird internalisiert, die Gefühle der Gegenseite werden respektiert, aber nicht handlungsleitend, wenn sie den eigenen Auftrag unterlaufen. Das Ergebnis ist eine integrative Einigung statt diffuses Nachgeben. Die Beziehung bleibt intakt, weil Respekt sichtbar war, und der Wert bleibt gesichert, weil eine Grenze sichtbar war. Empathie dient hier als Informationsgewinn, Ekpathie als Schutz gegen die ökonomische Erosion der eigenen Position.

Diese vier Konstellationen machen denselben Mechanismus sichtbar. Empathie ist die Sensorik, Ekpathie ist die Regelung. Wo Empathie die Salienz einer Lage erhöht, verhindert Ekpathie, dass Salienz zur Selbstüberwältigung wird. In der Praxis ist das keine große Geste, sondern eine Serie kleiner, wiederholbarer Handlungen: präzise Spiegelung ohne Übernahme, sprachliche Markierung der Rolle, explizites Parken starker Affekte mit terminierten Rückkehrpunkten, kurze Reappraisals vor Entscheidungen, sichtbare Boundary-Cues in Hochlastphasen. Messbar wird diese Praxis an Stabilität unter Belastung: kürzere Erholzeiten nach Konflikten, geringere Entscheidungsverzögerung bei erhöhter Akzeptanz, niedrigere Zynismuswerte bei gleichbleibender Beziehungstiefe. Die Pointe ist nüchtern: Ekpathie drosselt Empathie nicht, sie führt sie. So bleibt Nähe wirksam, ohne dass sie den Preis der Selbstaufgabe verlangt – das ist genau die Unterscheidung, an der moderne Beziehungsarbeit in Führung, Beratung, Pflege und Verhandlung scheitert oder gelingt.

4 Positive Indifferenz: zwischen innerer Ruhe und strategischer Distanz

Dieses Kapitel bündelt einen Perspektivwechsel: Weg von der Frage, *ob* wir fühlen sollen, hin zur Frage, *wie* wir fühlen müssen, damit unser Fühlen die Qualität von Wahrnehmung und Entscheidung erhöht. Positive Indifferenz ist der Name für diese Verschiebung. Sie meint keine Abkühlung, sondern eine Ordnungstechnik der Affekte: Nähe bleibt möglich, Urteile bleiben intakt, Handeln bleibt präzise. In einer Umwelt, in der Tempo, Komplexität und soziale Reizdichte stetig steigen, wird diese Haltung zur Einsatzbedingung – für Führung, für Teamarbeit, für professionelle Beziehungsgestaltung.

Die folgenden Abschnitte entfalten positive Indifferenz als dreifache Architektur. Zunächst werden die philosophischen Wurzeln sichtbar: zwei Traditionslinien, die unabhängig voneinander dieselbe Pointe treffen – innere Ruhe ist kein Ergebnis von Rückzug, sondern von kultivierter Unabhängigkeit gegenüber Affektimpulsen, die für die Sache nicht relevant sind. Darauf baut die Bestimmung als Haltung auf: Positive Indifferenz ist eine metakognitive Selbstbindung, die Wahrnehmung und Bewertung entkoppelt, ohne die Beziehung zu schwächen. Sie unterscheidet sich strikt von Apathie und Zynismus, weil sie Präsenz nicht opfert, sondern schützt.

Anschließend wird die neuropsychologische Logik ausgeführt. Affekte liefern Energie und Orientierung; ohne Regulierung dominieren sie die Auswahl von Fakten, die Rahmung von Problemen und die Taktung von Entscheidungen. Positive Indifferenz übersetzt diese Energie in Information: Distanzierung und Reframing dämpfen Dringlichkeit, ohne Relevanz zu verlieren. Das Resultat ist kein »weniger Gefühl«, sondern ein besseres Verhältnis von Gefühl zu Urteil. So werden Entscheidungen nachvollziehbar, wiederholbar und resistenter gegen situative Verzerrungen.

Darauf folgt die Praxis unter Belastung: Konflikte, Verhandlungen und Krisenentscheidungen. Hier zeigt sich, ob die Haltung trägt. Positive Indifferenz verhindert die typischen Fehlsteuerungen – Überidentifikation, Verteidigungsreflexe, Eskalationsspiralen – und ersetzt sie durch ein einfaches Muster: kurz Abstand nehmen, sauber rahmen, begründet entscheiden. Aus Empathie wird

Anschlussfähigkeit, aus Ekpathie wird Integrität, aus Indifferenz wird Urteilsstärke. Diese Reihenfolge ist nicht moralisch, sondern funktional.

Zum Schluss wird die Balance adressiert, die jede Distanzpraxis bedroht: Wenn Distanz zur Gewohnheit wird, kippt sie in Abwesenheit. Deshalb braucht positive Indifferenz ein Gegengewicht aus Engagement. Die produktive Mitte entsteht dort, wo drei Größen gleichzeitig gehalten werden: Präsenz für die Beziehung, Grenze für die Integrität, Urteil für die Sache. Diese Trias ist keine Charakterfrage, sondern eine trainierbare Regelschleife: messbar an Klarheit unter Druck, an der Geschwindigkeit bis zur tragfähigen Entscheidung und an stabiler Beziehungsqualität trotz widersprüchlicher Interessen.

► Kapitel 4.1 legt das philosophische Fundament. Es klärt, warum »innere Ruhe« weder Rückzug noch Kälte bedeutet, sondern die trainierte Unabhängigkeit von affektiven Impulsen, die für die Sache irrelevant sind. Anhand zweier Traditionen wird gezeigt, wie Gelassenheit als Funktionsniveau entsteht: durch nüchterne Priorisierung, durch unparteiische Aufmerksamkeit und durch die methodische Enthaltung von Bewertungen, die Entscheidungen nur verrauschen. ► Kapitel 4.2 definiert positive Indifferenz als Haltung zweiter Ordnung. Es unterscheidet sie scharf von Apathie und Zynismus, präzisiert ihre Signatur und übersetzt sie in alltagstaugliche Selbstbindung: Wahrnehmen ohne Vereinnahmung, Bewerten ohne Getriebenwerden. ► Kapitel 4.3 beschreibt die neuropsychologische Mechanik dahinter. Es zeigt, wie Reframing und Selbstdistanzierung affektive Dringlichkeit dämpfen, ohne Information zu verlieren, und wie präfrontale Kontrollschleifen affektive Signale in priorisierte, nachvollziehbare Entscheidungen überführen. ► Kapitel 4.4 führt die Haltung in Konflikt- und Entscheidungssituationen vor. Es demonstriert, wie positive Indifferenz Überidentifikation, Verteidigungsreflexe und Eskalationsspiralen durch ein minimalistisches Protokoll ersetzt: kurzer Abstand, klare Rahmung, expliziter Commit mit Review-Zeitpunkt. ► Kapitel 4.5 balanciert das System. Es zeigt, wie Engagement und Loslösung gleichzeitig gehalten werden und wie diese Trias als Routine verankert wird, damit Distanz nicht in Abwesenheit und Nähe nicht in Vereinnahmung kippt.

Die ► Kapitel 4.1 bis 4.5 liefern dafür das vollständige Set: begriffliche Schärfe, psychologische Mechanik, konkrete Anwendung und eine belastbare Balanceformel. Ziel ist nicht »Harmonie«, sondern betriebsfähige Ruhe: genug Nähe, um Relevanz zu spüren; genug Distanz, um Verantwortung zu übernehmen. Genau dort beginnt die Kunst der psychologischen Selbstführung.

4.1 Philosophische Grundlagen (Stoizismus, Buddhismus)

Positive Indifferenz ist keine Gefühlsarmut, sondern eine Ordnungstechnik für Affekte. Ihr Ziel ist es nicht, weniger zu fühlen, sondern vielmehr so zu fühlen, dass Urteilskraft und Handlungsfähigkeit ungestört bleiben. Die stoische Tradition liefert hierfür das erste präzise Vokabular. *Apatheia* bezeichnet keine Leere des Gemüts, sondern die Freiheit von unzweckmäßigen Affektübernahmen – jene innere Unabhängigkeit, die entsteht, wenn Bewertungen nicht automatisch aus Reizen folgen, sondern geprüft und, wenn nötig, re-codiert werden. Zentral ist die Einsicht, dass Ereignisse nicht »an sich« stören; es ist die Zuschreibung, die Erregung erzeugt. Gelassenheit *(tranquillitas)* ist folglich kein Stimmungsideal, sondern ein stabiles Funktionsniveau unter Belastung, das durch Übung hergestellt wird. Moderne Darstellungen der stoischen Praxis zeigen drei operative Hebel: Erstens die negative Visualisierung *(premeditatio malorum)*, also das gezielte Vorwegnehmen von Verlusten, Hindernissen und Endlichkeiten, um die emotionale Reaktivität zu dämpfen und Wertschätzung für das Gegebene zu erhöhen. Zweitens das Trichotomieren von Kontrolle, sprich die Unterscheidung zwischen Dingen, die wir kontrollieren, beeinflussen oder lediglich hinnehmen können, als kontinuierliche Priorisierungstechnik. Drittens die Übung bewusster Aufmerksamkeit auf den aktuellen Auftrag, die die affektive Lautstärke irrelevanter Reize reduziert (Irvine 2009). In dieser Architektur erscheint Indifferenz nicht als Kälte, sondern als methodische Enthaltung von Bewertungen, die für die Sache keine Rolle spielen. Das Ergebnis ist »ruhige Strenge«: Zuwendung zum Wesentlichen, ohne von Affektimpulsen abgelenkt zu werden.

Die buddhistische Psychologie trifft dieselbe Zielgröße unter anderem Namen: *upekkhā,* der Gleichmut, gehört zu den *brahma-vihāras,* den kultivierten Haltungen wohlwollender Präsenz. Gleichmut ist hier nicht die Abwertung von Mitgefühl, sondern die Unparteilichkeit der Aufmerksamkeit, die Nähe erlaubt, ohne Parteinahme zu werden. Kommentierte Übersichten grenzen *upekkhā* explizit gegen »weltliche Gleichgültigkeit« ab: Er ist kein Rückzug, sondern eine trainierte Nicht-Reaktivität, die Vorurteile dämpft, Urteilsfehler reduziert und so die Bedingungen für klares Handeln schafft (Murphy 2017, S. 18–27). In dieser Lesart steht Gleichmut in wechselseitiger Verstärkung mit Mitgefühl (*karuṇā*): Wer unparteiisch wahrnimmt, kann verlässlicher und angemessener helfen; wer hilfreich handeln will, benötigt eine Aufmerksamkeit, die nicht durch Anhaftung oder Aversion verzogen ist. Der buddhistische Diskurs arbeitet zudem mit der Idee der »nahen« und »fernen« Feinde: Der nahe Feind des Gleichmuts ist die kalte Indifferenz, die äußerlich ähnlich wirkt, innerlich aber Abwertung oder Müdigkeit enthält; der ferne Feind ist die Unruhe der Anhaftung, die an gewünschten Zuständen klebt und dadurch Urteile verformt. Diese Differenzierung macht begrifflich sichtbar, was praktische Arbeit an Haltungen leisten soll: nicht weniger Gefühl, sondern weniger Verzerrung.

Vergleicht man die stoische *apatheia* und den buddhistischen Gleichmut systematisch, entsteht ein gemeinsamer Kern. Beide Traditionen trennen strikt zwischen Ereignis und Bewertung; beide sehen die Hauptarbeit nicht im Vermeiden von Emotion, sondern im Trainieren von Aufmerksamkeit und Urteil. Sie definieren innere Freiheit negativ als Nicht-Gebundenheit an impulsive Reaktionen und positiv als Fähigkeit, Absicht und Maß zu wahren. Aus stoischer Perspektive sorgt die Trichotomie der Kontrolle dafür, dass Affektenergie nicht in Unkontrollierbares investiert wird. Aus buddhistischer Perspektive sorgt Gleichmut dafür, dass Wahrnehmung nicht selektiv wird, sobald Präferenzen berührt sind. In beiden Fällen entsteht »positive Indifferenz« als Haltung zweiter Ordnung: eine metakognitive Selbstbindung, bestimmte Affektmuster zwar zu registrieren, aber nicht automatisch in Bewertung, Sprache und Handlung zu überführen.

Diese Gemeinsamkeiten lassen sich operativ fassen. Die negative Visualisierung »entgiftet« Erwartung, indem sie das Kontinuum möglicher Verläufe mental vorwegnimmt. Der Schock des Unerwarteten verliert seine Kraft, weil die Psyche bereits mit Szenarien gearbeitet hat. Das Trichotomieren von Kontrolle verschiebt Aufmerksamkeit dorthin, wo Handlungsfähigkeit real existiert, und senkt damit die affektive Lautstärke von Reizen, die bloß provozieren. *Upekkhā* wiederum bindet die Aufmerksamkeit an eine unparteiische, nicht-reaktive Wahrnehmung. Mitgefühl wird dadurch nicht geringer, sondern präziser, weil es weniger durch Eigennutz, Überidentifikation oder implizite Gruppenpräferenzen verzerrt ist. Wer diese Techniken koppelt, gewinnt eine robuste Praxis: Affekte werden nicht abgewehrt, sondern richtig einsortiert, und Nähe bleibt möglich, während Urteile intakt bleiben.

Innere Ruhe wird somit nicht durch Rückzug erzeugt, aber durch geschulte Unabhängigkeit von Affektimpulsen, die für die jeweilige Entscheidung nicht relevant sind. Positive Indifferenz ist damit die betriebsfähige Schnittmenge beider Traditionen. Sie verhindert das Missverständnis, Gleichmut mit Apathie zu verwechseln, und sie korrigiert die verbreitete Fehlannahme, moralische Qualität steige linear mit affektiver Intensität. In Wahrheit steigt Entscheidungsqualität dort, wo Affektinformation präzise genutzt und ihre Überformung begrenzt wird. Stoizismus liefert die Technik der Priorisierung, Buddhismus die Technik der unparteiischen Aufmerksamkeit. Zusammen entsteht eine Haltung, die weder kalt noch weich ist, sondern brauchbar: ausreichend sensibel, um Relevanz zu spüren, und ausreichend ungebunden, um Verantwortung zu übernehmen.

4.2 Positive Indifferenz als Haltung der inneren Freiheit

Positive Indifferenz ist eine metakognitive Selbstbindung. Sie organisiert Wahrnehmung und Bewertung so, dass Nähe möglich bleibt, ohne Vereinnahmung zuzulassen. Der Leitsatz ist schlicht und anspruchsvoll: *Ich nehme wahr, ohne mich vereinnahmen zu lassen; ich bewerte, ohne mich treiben zu lassen.* Damit ist eine Haltungsleistung gemeint, keine Temperamentsfrage. Sie unterscheidet sich von Apathie durch fortgesetzte Präsenz und Verantwortungsbereitschaft und vom Zynismus durch das Fehlen abwertender Meta-Kommentare. Was bleibt, ist eine unparteiische, zugewandte Aufmerksamkeit, die Affektangebote als Information liest, nicht als Imperativ. Die stoische Praxis gibt dafür den normativen Rahmen: Selbstbindung an das, was im eigenen Einfluss liegt, und methodische Enthaltung gegenüber dem Rest. Die buddhistische Gleichmut-Lehre liefert die phänomenologische Feinabstimmung: Unparteilichkeit der Aufmerksamkeit, die Nähe ermöglicht, ohne Parteinahme zu werden.

Als Haltung operiert positive Indifferenz auf zwei Ebenen zugleich. Auf der ersten Ebene regelt sie Aufmerksamkeit: Woran binde ich meine Wahrnehmung, wenn Affekte laut werden? Auf der zweiten Ebene regelt sie Bewertung: Welche Bedeutung erhält das Wahrgenommene für mein Urteil und meine Handlung? Neurokognitiv spiegelt sich dies in der Kopplung von präfrontalen Kontrollnetzwerken mit Reappraisal- und Distanzierungsstrategien: Die affektive Lautstärke sinkt, ohne dass Information verloren geht, und die kognitive Kohärenz steigt, weil semantische Repräsentationen aktualisiert werden (Ochsner/Gross 2005, S. 242–246; Buhle et al. 2014, S. 2985–2988). In der phänomenologischen Oberfläche erscheint diese Kopplung als ruhige, unaufgeregte Gegenwart – kein Rückzug, sondern die Weigerung, Affektdruck mit Handlungspflicht zu verwechseln.

Praktisch entsteht die Haltung in vier Mikroschritten, die so kurz sind, dass sie in Gesprächen, Verhandlungen und Akutsituationen ausführbar bleiben, und so präzise, dass sie die affektive Dynamik tatsächlich verändern.

Der erste Schritt ist die Markierung: »Das ist ein Affektangebot, kein Befehl.« Diese semantische Klärung trennt das Signal der Situation von einem vermeintlichen Handlungsimperativ. Sie verschiebt die innere Grammatik von »ich muss reagieren« zu »ich nehme zur Kenntnis«. In der Praxis genügt ein einziger innerer Satz, damit Insula-Salienz nicht nahtlos in motorische oder verbale Aktion übersetzt wird. Die Markierung wirkt wie ein Unterbrecher: Sie hält den Stimulus in der Wahrnehmung, ohne ihn bereits zur Entscheidung werden zu lassen. Typische Fehler sind hier das Verwechseln von Lautstärke mit Relevanz und die unbemerkte Selbstadressierung fremder Affekte (»ich fühle mich plötzlich gedrängt, also ist es dringend«). Die Korrektur ist minimal und wirksam: benennen, dass ein Angebot vorliegt, und es als Angebot behandeln.

Der zweite Schritt ist die Rollenbindung: »Was ist hier mein Auftrag?« Damit wird Relevanz definiert und die Menge affektiver Störungen sinkt unmittelbar. Rollenbindung ist keine kalte Distanz, sondern eine Fokussierungsleistung: Sie ordnet Wahrnehmung an der Grenze des Mandats und reduziert die Einfuhr irrelevanter Reize. In stoischer Terminologie entspricht dies der Trichotomie der Kontrolle: Was fällt in meine Verantwortung, was kann ich beeinflussen, was ist hinzunehmen? Wer diese Unterscheidung explizit zieht, senkt Reizübertragung und bewahrt Funktionsruhe, gerade wenn äußere Dringlichkeiten den inneren Takt zu übersteuern drohen (Irvine 2009, S. 121–126). Operativ hilft ein kurzer Rollensatz – »Ich verantworte X; ich bin nicht zuständig für Y« – gefüllt mit konkretem Inhalt statt Leerformeln. Fehlerbild hier: der Rollendiffusionstrieb, also das gut gemeinte Hineinziehen in Themen, die weder mandatiert noch beeinflussbar sind. Die Gegenmaßnahme besteht aus einem einzigen klaren Satz, der Auftrag und Nicht-Auftrag benennt, und der Bereitschaft, an die dafür vorgesehene Stelle zu verweisen, statt situativ zu »retten«.

Der dritte Schritt ist das Reframing: dieselben Daten unter einem Rahmen lesen, der an Ziel und Verantwortung geeicht ist. Reappraisal ist keine Schönfärberei, sondern eine kognitive Umkodierung, die die Bewertung an funktionale Kriterien bindet. Unter Verlustdruck zeigt sich die Wirkung besonders deutlich: Die physiologische Reaktivität sinkt, die amygdaläre Übergewichtung negativer Ausgänge wird gedämpft und die Präzision der Abwägung steigt. Genau hier gewinnt Entscheidungsqualität, weil das Verhältnis von Signal zu Rauschen sich verbessert – nicht durch Ignorieren der Emotion, sondern durch geordnete Bewertung. Neuroökonomische Befunde belegen zusätzlich, dass Reappraisal Verlustaversion reduziert und risikorelevante Entscheidungen konsistenter macht (Sokol-Hessner/Camerer/Phelps 2013, S. 341–348). Praktisch reicht ein Dreisatz: »Fakt ist A, Deutung war B, tragfähig für meinen Auftrag ist C.« Fehlerbild: Reframing ohne Datenbasis, also »Klartext« auf dünnem Material, oder Reframing als moralische Ausrede (»Es wird schon«). Korrektur: vor dem Umdeuten die Fakten hart sprechen lassen, dann erst den Bewertungswinkel justieren.

Der vierte Schritt ist die Selbstdistanzierung: sprachlich (»Was würde Oliver sagen, wenn er mich beriete?«) oder perspektivisch (»Wie sieht dieser Fall in drei Monaten aus?«). Distanzierung ist eine Mini-Metaperspektive, die die Kohärenz der eigenen Analyse erhöht, ohne sie zu verarmen. Durch die

Verlagerung in die dritte Person oder eine zeitlich versetzte Ansicht wird der unmittelbare Distress reduziert, die semantische Struktur der Situation tritt schärfer hervor und blinde Flecken – etwa Selbstrechtfertigungen oder stillschweigende Annahmen – werden erkennbar. Die Evidenz ist robust: Selbstdistanzierung vermindert affektive Überhitzung, erhöht die Stringenz des Denkens und schützt vor Überidentifikation, ohne die Informationsaufnahme zu dämpfen. Praktisch genügt ein einziger Satz in dritter Person, gesprochen im Kopf und unmittelbar gefolgt von der Frage nach dem nächsten überprüfbaren Schritt. Das Fehlerbild ist hier die Flucht in Zynismus (»ist mir egal«) oder in technisches Kleinreden (»nur noch Prozess«). Distanzierung ist weder Abwertung noch Flucht, sondern ein optischer Wechsel: dieselbe Lage, klarere Konturen.

Diese Abfolge ist kurz, wiederholbar und hochdynamik-tauglich. Deshalb eignet sie sich als Haltungsroutine. Ihre zeitliche Architektur bleibt im Sekundenbereich: Markierung in einem Atemzug, Rollenbindung in einem Satz, Reframing in einem Dreisatz, Distanzierung in einer einzigen Frage. Entscheidend ist die Reihenfolge. Wer zuerst markiert, verhindert, dass Affektangebote zu Handlungsbefehlen mutieren. Wer dann die Rolle bindet, filtert Relevanz, bevor Energie gebunden wird. Wer anschließend reframed, gewinnt Urteilskraft zurück, ohne Information zu verlieren. Wer schließlich distanziert, schützt die Integrität der Analyse gegen Sog und Selbstrechtfertigung. In der Summe entsteht keine Kälte, sondern Funktionsruhe: genug Nähe, um die Lage zu verstehen, genug Grenze, um nicht zu kippen, und genug Ordnung, um zu entscheiden. Genau so wird Haltung zur Technik und Technik zur verlässlichen Form von Professionalität.

Die Unterscheidung zu Apathie und Zynismus ist zentral. Apathie ist Desengagement: ein Mangel an Energie und Verantwortungsübernahme. Zynismus ist Abwertung: ein Abwehrreflex, der Distanz durch Ironie und Deutungshoheit erkauft. Positive Indifferenz hingegen hält die Beziehung offen, begrenzt aber die affektive Durchlässigkeit. Sie sagt nicht: »Es ist mir egal«, sondern: »Ich sehe es, doch ich lasse es nicht ungeprüft meine Bewertung und Handlung beeinflussen.« Diese Haltung ist moralisch anspruchsvoll, weil sie zweierlei fordert: Präsenz gegenüber dem Anderen und Treue gegenüber der eigenen Aufgabe. Sie ist damit die psychologische Bedingung dafür, Mitgefühl unter Belastung funktionsfähig zu halten – das, was Gleichmut im buddhistischen Sinn als »unparteiliche Nähe« beschreibt.

Auf Ebene der Selbstführung erzeugt positive Indifferenz drei stabile Effekte:

- Erstens erhöht sie Urteilspräzision, weil sie Wahrnehmungsrauschen senkt, ohne Signale zu verlieren.

- Zweitens schützt sie Handlungsfähigkeit, weil Impuls und Reaktion zeitlich entkoppelt werden. So wird Reaktionslatenz zur Ressource, nicht zum Zeichen von Schwäche.
- Drittens stabilisiert sie Beziehung, weil sie Überidentifikation vermeidet und dennoch Resonanz kommuniziert.

Das gilt besonders in Verantwortungsfunktionen: Führung, Beratung, Pflege. Wer positive Indifferenz kultiviert, hält Kritik aus, ohne abzuwehren, und trifft Entscheidungen, ohne sich in Sympathien zu verfangen. In Teams verstärkt sich dieser Effekt strukturell, wenn psychologische Sicherheit den Austausch unausgereifter Gedanken ermöglicht, während ekpathische Grenzführung vor affektiver Übernahme schützt. Beides zusammen ermöglicht eine offene, aber klare Kommunikation.

Als Haltung lässt sich positive Indifferenz trainieren. Die stoische Seite liefert die Ankerübungen: negative Visualisierung zur Erwartungsentgiftung, Trichotomieren der Kontrolle zur Priorisierung, gegenwartsfokussierte Aufmerksamkeit zur Störpegelsenkung. Die buddhistische Seite liefert die Kalibrierung der Aufmerksamkeit: unparteiisches Benennen dessen, was ist – Angenehmes, Unangenehmes, Neutrales – ohne sofortige Präferenz, aber mit bleibender Zuwendung. Die Emotionsregulationsforschung liefert die Prozessarchitektur: Reappraisal vor Suppression, Distanzierung vor Vermeidung, kognitive Klarheit vor expressiver Dämpfung. So entsteht kein kaltes Ideal, sondern eine betriebsfähige Praxis: ausreichend sensibel, um Relevanz zu spüren; ausreichend ungebunden, um Verantwortung zu übernehmen.

Der kritische Punkt liegt in der Dosierung. Zu wenig Distanz erzeugt Übernahme; zu viel Distanz erzeugt Kälte. Positive Indifferenz ist der bewegliche Mittelwert: ein Regelkreis, der Affektsignale ernst nimmt, sie aber an Auftrag, Rolle und Zeit bindet. In diesem Sinne ist sie innere Freiheit nicht als Gefühl, sondern als Funktionszustand: die Fähigkeit, unter Druck gleich zu bleiben, ohne starr zu werden, und die Fähigkeit, nah zu bleiben, ohne zu verschmelzen. Genau dort wird aus Selbstschutz Souveränität.

4.3 Neuropsychologische Sicht: Emotionsregulation und kognitives Reframing

Positive Indifferenz ist neurokognitiv kein rätselhafter »Charakterzug«, sondern das phänomenologische Ergebnis eines gut koordinierten Regelsystems zwischen Resonanz und Kontrolle. In diesem System liefern Verbindungen zwischen dem limbischen System und der Insula schnelle, saliente Affektsignale, während präfrontale Kontrollknoten deren Bedeutungszuschreibung neu rahmen, dämpfen oder selektiv durchlassen. Messbar wird diese Kopplung in Reappraisal-Studien: Wenn Personen eine Situation kognitiv umdeuten, steigt die Aktivität in lateralen und medialen Präfrontalkortex-Arealen, semantische Repräsentationen werden angepasst und die Antwort der Amygdala sinkt – nicht auf null, sondern auf ein Niveau, das Wahrnehmung ermöglicht, ohne Urteilsbildung zu überfahren (Buhle et al. 2014). Das Profil ist konsistent: Reappraisal senkt die affektive »Lautstärke«, hält aber die Informationskanäle offen. Es handelt sich also nicht um Abschaltung, sondern um Neuordnung.

Die Effizienz dieser Strategie erklärt ihren Vorrang vor Suppression. Unterdrückung dämpft zwar sichtbaren Affektausdruck, verursacht aber höhere physiologische und kognitive Kosten. Reappraisal greift früher in die Bedeutungszuschreibung ein und reduziert damit die nachgelagerte Selbstkontrolllast (Ochsner/Gross 2005, S. 257 f.). In funktioneller Hinsicht bedeutet das: Positive Indifferenz entsteht, wenn präfrontale Knoten (dorsolateral, ventrolateral, dorsomedial) Bedeutungsrahmen aktualisieren, bevor reaktive Routinen das Verhalten dominieren. Die Amygdala wird dadurch nicht entwertet, sondern kalibriert; sie liefert weiterhin Relevanzsignale, aber diese werden in eine Entscheidungsarchitektur eingebettet, die Ziele, Rolle und Kontext berücksichtigt.

Selbstdistanzierung verstärkt diesen Mechanismus. Sprachliche und perspektivische Formate (das Sprechen über sich in der dritten Person, die »Fly-on-the-Wall-Perspektive«, das zeitliche Herauszoomen) reduzieren Distress und erhöhen die Kohärenz der kognitiven Rekonstruktion negativer Erfahrungen. Neurokognitiv lässt sich das als Lastenverschiebung verstehen: Weg von reaktiver, von der Amygdala getriebener Salienzverarbeitung, hin zu präfrontal vermittelter Bedeutungsarbeit mit besserer Einbindung autobiografischer und semantischer Systeme. Positive Indifferenz bildet dabei die subjektive Oberfläche dieses Komplexes: Das Erleben wird ruhiger, die Gedankenführung linearer, die Handlungswahl zielnäher – nicht, weil weniger gefühlt würde, vielmehr weil Fühlen richtig einsortiert wird.

Zeitliche Dynamik ist hier entscheidend. Reappraisal wirkt am stärksten, wenn es früh ansetzt – bevor automatische Reaktionen »verhärten«. Kalisch (2009) zeigt, dass Reappraisal-Netzwerke die spätere Amygdala-Antwort bereits in der Antizipation belastender Reize modulieren. Zeit »zählt« in der Regulation, weil frühe Bedeutungsarbeit spätere Unterdrückung obsolet macht. Damit wird verständlich, warum trainierte Mikroschritte – ein kurzer innerer Reframe vor dem Sprechen, ein sekundenlanges Herauszoomen vor einer Entscheidung – unverhältnismäßig große Effekte haben können: Sie greifen in die Generierung statt in die Abwehr des Affekts ein.

Die Kopplung von Reappraisal und Distanzierung ist kein Nullsummenspiel gegenüber Empathie. Im Gegenteil: Die vermittelte Resonanz bleibt als Informationsquelle bestehen, während präfrontale Systeme irrelevante oder induzierte Bedeutungszuschreibungen entkräften. Positive Indifferenz stabilisiert damit die Selbst-Fremd-Grenze, ohne die soziale Wahrnehmung zu verarmen. Praktisch heißt das: Die Signale anderer werden weiterhin präzise registriert, verlieren aber ihre normative Kraft, sobald sie nicht zum Auftrag passen. Genau diese Entkopplung – Information ja, Imperativ nein – ist der Kern psychologischer Souveränität unter Belastung.

Im Vergleich konkurrierender Strategien ist der Vorteil robust. Unterdrückung erzeugt »leises Rauschen«: erhöhte autonome Aktivierung, mehr Gedächtnisverzerrungen und soziale Fehlkalibrierungen, weil der Ausdruck kontrolliert, der Impuls aber nicht umgedeutet wird. Reappraisal und Distanzierung senken das Rauschen und verbessern zugleich die semantische Passung zwischen Ereignis und Reaktion. Positive Indifferenz ist damit kein Abschirmschild, sondern eine Übersetzungsleistung: Affekt wird in Information verwandelt, Information in Priorität, Priorität in Handlung.

Wer positive Indifferenz kultiviert, trainiert keine Gefühlsarmut, sondern die Reihenfolge: erst Bedeutung, dann Ausdruck; erst Ziel, dann Impuls. Das Gehirn kann hierzu zuverlässig rekrutiert werden: frühe Reappraisal-Cues, kurze Distanzierungsfenster, explizite Rollenmarkierungen. Das erlebte Resultat – Ruhe ohne Kälte, Klarheit ohne Härte – ist die subjektive Signatur einer objektiv messbaren Regelschleife, deren Effizienz und Nachhaltigkeit metaanalytisch gut belegt sind.

4.4 Anwendung in Konflikt- und Entscheidungssituationen

Konflikte sind kognitive Engpasssituationen. Sie aktivieren Verlustangst, Statusverteidigung und Zugehörigkeitsdrohungen, also genau jene Affekte, die schnelle, aber häufig schlechte Heuristiken anstoßen. Positive Indifferenz setzt an der Quelle an: Sie behandelt den Affekt nicht als Feind, sondern als Rohsignal.

Die Abfolge ist stets gleich und trainierbar. Zuerst wird der Affekt als Information identifiziert: »Hier ist Verlustangst« oder »hier ist Kränkung«. Dann erfolgt die Re-Kontextualisierung durch Reappraisal: Was sagt dieses Signal über Situation, Rolle und Ziel aus – und was nicht? Abschließend wird die Entscheidung an rollenadäquaten Kriterien ausgerichtet. Die Schleife beendet damit die automatische Kopplung von Erregung und Handlung. Sie erhält Sensitivität und stellt Steuerung her. Neuroökonomische Evidenz erklärt den Mechanismus: Kognitives Reframing dämpft die amygdaläre Übergewichtung von Verlusten und reduziert damit die Tendenz zu defensiven, unterinvestierten Entscheidungen. Die Risikokalibrierung wird nüchterner, weil Distanzierung die affektive Lautstärke senkt, ohne Information zu vernichten (Sokol-Hessner/Camerer/Phelps 2013, S. 341–343, 361). Genau dadurch verschiebt sich der Entscheidungsfokus vom Vermeiden negativer Gefühle zum Maximieren passender Optionen.

In Verhandlungen übersetzt sich diese Haltung in eine doppelte Präzision: Präferenzen und »rote Linien« der Gegenseite werden verstanden, ohne deren Affektlogik zu übernehmen. Wer die Kränkung des Gegenübers spiegelt, ohne sie zu internalisieren, sieht die Struktur hinter den Affekt-Interessen, Alternativen und Zeithorizonten. Die Folge sind integrative Lösungen, weil emotionale Energie nicht in Gesichtsverlustfragen gebunden bleibt, sondern in die Architekturen möglicher Kompromisse fließt. Der Affekt wird hier nicht domestiziert, sondern gezielt reibungsarm gemacht. Die empirische Logik ist identisch mit der allgemeinen Entscheidungspsychologie: Die Trennung von Wahrnehmung und Bewertung gelingt zuverlässiger, wenn Affektimpulse gerahmt werden. Das reduziert Rauschen und impulsive Frames in der Urteilsbildung (Kahneman 2011, S. 20–21, 35–36). Positive Indifferenz ist damit kein kalter Trick, sondern eine Schutzarchitektur für Qualität: Sie ermöglicht es, hart in der Sache zu bleiben, ohne hart in der Beziehung zu werden.

Im Management zeigt sich der Nutzen besonders an Schnittstellen von Zeitdruck und Ambiguität. Eskalierende Projekte erzeugen typische Gefahrenmuster: Tunnelblick, Sündenbocksuche, politisierte Informationsflüsse. Positive Indifferenz etabliert hier drei Mikropraktiken, die die Lage sofort verbessern. Erstens die saubere Markierung der Rolle vor jeder Entscheidung: »Welche Entscheidung ist hier meiner Funktion zugewiesen?« Die Frage verschiebt Aufmerksamkeit auf Kriterien statt auf Kränkung. Zweitens das explizite Reframing der Bedrohung in eine Ressourcenfrage: »Was ist kontrollierbar, was beeinflussbar, was zu akzeptieren?« – eine direkte Anwendung des stoischen Trichotoms, die Entscheidungsenergie konzentriert. Drittens das Paraphrasieren von Gegenpositionen auf Entscheidungssprache: nicht »du willst mich stoppen«, sondern

»du priorisierst Qualität vor Geschwindigkeit und siehst diese drei Risiken«. Dadurch sinkt Reaktanz, weil die affektive Zuschreibung aus dem Satz verschwindet. In Summe entsteht ein Kommunikationsklima, in dem Divergenz bearbeitbar wird, ohne sie zu personalisieren.

Teamkonflikte profitieren darüber hinaus von einer spezifischen rhetorischen Hygiene, die positive Indifferenz begünstigt. Paraphrase sichert geteilte Problemrepräsentation, Hypothesen-Markierung (»mein Eindruck ist ...«) verhindert Tatsachenbehauptungen über innere Zustände anderer und Rollensprache trennt Person von Funktion: »als Product Lead widerspreche ich der Lösung, nicht der Person«. Diese Mikroformen reduzieren die Wahrscheinlichkeit emotionaler Ansteckung und halten die Diskussion auf der Ebene von Annahmen, Evidenzen und Optionen. Sie sind die sprachliche Oberfläche derselben Regelschleife, die neurokognitiv Reappraisal heißt. Wo Teams diese Praxis bewusst kultivieren, steigt die Bereitschaft, Fehler und Zweifel offen zu artikulieren: ein Kernmechanismus psychologischer Sicherheit, der Deeskalation nicht moralisch, sondern technisch ermöglicht.

Die gleiche Logik gilt für Board-Entscheidungen, in denen Statusbedrohung und die Angst vor Gesichtsverlust erfahrungsgemäß stark sind. Positive Indifferenz fordert, dass jede Intervention zunächst die Entscheidungseinheit benennt (»Kapitalallokation Q3«) und die Bewertungsfunktion klärt (»Rendite/Risiko unter drei Szenarien«), bevor Bewertungen geäußert werden. Diese Disziplin zwingt Affekte in die Rolle von Hypothesen (»mein Unbehagen könnte aus einem Sunk-Cost-Bias stammen«) und macht sie überprüfbar. Wo dies praktiziert wird, sinkt der Einfluss von Gesichtsverlust- und Loyalitätslogiken auf Allokationsentscheidungen messbar; Entscheidungen werden weniger reversibel, weil ihre Gründe nicht im Affekt, sondern in Kriterien ruhen.

In hochaffektiven Konflikten – Arbeitsrecht, Compliance, klinische Entscheidungen – zeigt sich eine weitere Stärke positiver Indifferenz. Sie erlaubt, Empathie gezielt einzusetzen, ohne in Compliance-Brüche oder therapeutische Grenzverletzungen abzurutschen. Das praktische Vorgehen ist nüchtern: Affekt wird zunächst räumlich und zeitlich geordnet (»wir adressieren jetzt nur den Fall A, Zeitraum Q2«), dann werden Entscheidungsnormen externalisiert (»wir folgen Policy X, Paragraf Y«), anschließend wird Betroffenheit anerkannt, aber aus der Entscheidungsbegründung herausgehalten (»Ihr Ärger ist verstanden, die Begründung liegt in Kriterium 3«). Das Ergebnis ist humane Strenge: Zuwendung in der Relation, Striktheit in der Norm.

Die Gefahr jeder Distanztechnik ist Überkorrektur. Positive Indifferenz ist deshalb nur im Verbund mit Empathie und Ekpathie stabil. Empathie liefert die Relevanzsignale und Ekpathie verhindert die Übernahme. Positive Indifferenz übersetzt beides in eine belastbare Entscheidung. Ohne Empathie würde Distanz zur Kälte, ohne Ekpathie zur Anfälligkeit und ohne positive Indifferenz zur Reaktivität. Richtig konfiguriert entsteht ein System, das Konflikte nicht entschärft, indem es sie vermeidet, sondern indem es sie verarbeitbar macht. Genau darin liegt seine strategische Qualität: Entscheidungen werden schneller, weil sie ruhiger sind, und sie werden akzeptierter, weil sie begründeter sind, sowie belastbarer, weil sie weniger affektgetrieben sind. Das isteine Wirkungskette, die ihre neurobiologische Plausibilität in den Daten zu Reappraisal und Verlustaversion hat und in der Debiasing-Logik der Urteilskunde ihre psychologische. In der Praxis ist das Ergebnis spürbar schlicht: Weniger Lärm, mehr Urteil. Zuwendung ohne Übernahme. Klarheit ohne Härte.

4.5 Balance zwischen Engagement und Loslösung

Distanz ist ein zweischneidiges Werkzeug. Sie schafft Raum für Urteile, aber sie kühlt, wenn sie zur Gewohnheit wird. Der Kipppunkt ist unscheinbar: Aus funktionaler Distanz wird schleichend Abwesenheit und aus Schutz Vermeidung. Positive Indifferenz setzt genau hier an. Sie ist keine Aussteuerung »weg von den Gefühlen«, sondern eine fortlaufende Kalibrierung entlang dreier Größen, die einander bedingen: Präsenz, Grenze und Urteil. Präsenz hält die Beziehung offen und signalisiert, dass Wahrnehmung stattfindet, Grenze markiert, wo die Integrität der handelnden Person beginnt und endet, und das Urteil ordnet Ziele, priorisiert knappe Ressourcen und übersetzt Wahrnehmung in Handlung. In belasteten Umwelten ist diese Trias kein Ideal, sondern eine Technik, die in unterschiedlichen Zeitskalen greift: Sekunden für die kurze Distanzierung, um affektives Rauschen zu dämpfen, Minuten für ein kognitives Reframing, um Relevanz und Zuständigkeit neu zu sortieren, und zeitnah eine klare, rollenadäquate Entscheidung.

Präsenz bedeutet in diesem Rahmen nicht, alles zu fühlen, sondern verlässlich wahrzunehmen und das Wahrgenommene als gültig zu spiegeln – ohne affektive Übernahme. Sie ist die soziale Oberfläche innerer Ruhe: Paraphrase statt Verschmelzung, Nachfragen statt Einfärben, Benennen statt Überlagern. Grenzziehung ist das Gegenstück: Sie hält die Selbst-Fremd-Differenz aktiv, verhindert projektive Identifikation und schützt vor dem Übergang von *empathic concern* in *personal distress.* Methodisch gelingt dies über kurze, transparente Rollencues (»Was ist mein Auftrag in dieser Situation?«), über explizites »Parken« starker Affekte mit terminierter Rückkehr sowie über die saubere Trennung zwischen Beschreibung, Bewertung und Entscheidung. Das Urteil schließlich ist der Punkt, an dem positive Indifferenz ihren Wert monetarisiert:

Sie bündelt Information, wägt Alternativen unter Unsicherheit ab und wählt eine Richtung, die den Zielen der Rolle entspricht, nicht der Intensität des Gefühls. In diesem Sinne ist Urteil die ökonomische Instanz der Trias. Es verhindert, dass knappe Aufmerksamkeit, Energie und Zeit durch affektive Dringlichkeit monopolisiert werden.

Diese Trias ist nicht linear, sondern zirkulär: Präsenz ohne Grenze führt zu einer Überflutung, eine Grenze ohne Präsenz wirkt wie Kälte und ein Urteil ohne Präsenz und Grenze degeneriert zu instrumenteller Kälte. Positive Indifferenz ist die Regelung, die alle drei Größen gleichzeitig auf einem funktionalen Niveau hält. In Teams entsteht daraus eine Mikropraxis, die kollektive Belastbarkeit erhöht: kurze Phasen des Innehaltens, in denen affektive Signale registriert und benannt werden, anschließendes Reframing entlang von Auftrag, Zuständigkeit und des Zeitfensters sowie schließlich ein klarer nächster Schritt mit expliziter Begründung. Wo diese Schleife zur Routine wird, sinkt die Wahrscheinlichkeit von Entscheidungsaufschub durch Harmoniesucht und die Gefahr moralischer Überhitzung nimmt ab. Genau hier kreuzen sich psychologische Sicherheit und ekpathische Grenzführung: Sicherheit erlaubt es, einen Affekt und Zweifel offen zu äußern. Ekpathie verhindert, dass diese Offenheit in wechselseitige Übernahme kippt. Das Ergebnis ist Zugewandtheit ohne Überwältigung, Direktheit ohne Härte und Entscheidung ohne Nachgeschmack.

Neurokognitiv lässt sich diese Praxis als Sequenz koordinierter Eingriffe verstehen. Die kurze Distanzierung reduziert die Übergewichtung salienzgetriebener Reize durch die Amygdala und verschafft präfrontalen Kontrollnetzwerken zeitlichen Vorsprung. Das Reframing aktualisiert semantische Modelle und dämpft affektive Lautstärke, ohne Informationsverlust zu erzeugen. Das Urteil schließt die Schleife, indem es eine Priorisierung gegen konkurrierende Motive durchsetzt. Entscheidend ist die Taktung: Distanzierung im Sekundentakt verhindert die Eskalation, Reframing im Minutentakt schafft begriffliche Klarheit, Entscheidung im zeitnahen Takt bindet das System an Richtung – so wird aus innerer Ruhe äußere Wirksamkeit.

Wer Distanz beherrscht, kann schnell zu viel davon produzieren. Positive Indifferenz kontert diese Tendenz durch Rückbindung an Wirkung: Distanz ist nur dann positiv, wenn sie Beziehung trägt und Entscheidung ermöglicht. Eine einfache Prüfregel hilft: Wird nach der Distanzierung mehr gesagt, präziser gefragt und schneller entschieden – oder weniger, vager und später? Im ersten Fall stabilisiert Distanz die Trias, im zweiten Fall frisst sie Präsenz und Urteil auf. Dieser funktionale Maßstab schützt vor dem »kalten Dogma« – jenem leisen Zynismus, der sich als Professionalität tarnt, tatsächlich aber Vermeidung rationalisiert.

Auf Organisationsebene zeigt sich die Balance in Mikroarchitekturen, nicht in großen Programmen: kurze Check-ins, die Wahrnehmung von Belastung und

Auftrag explizit trennen, Entscheidungsprotokolle, die Gründe statt Gefühle dokumentieren, ohne Gefühle zu entwerten, Rollenstatements zu Beginn konfliktträchtiger Sitzungen, Timeboxing für Diskussion und Entscheidung und Post-Mortem-Analysen, die zwischen verständlichem Affekt und nützlicher Kausaldiagnostik unterscheiden. Diese Praktiken sind unspektakulär, aber sie machen den Unterschied zwischen warmer Effizienz und kalter Lähmung. Teams, die sie beherrschen, berichten von weniger Überflutung, weniger Eskalationsspiralen und weniger Entscheidungsverzögerungen bei unverändert hoher Zugewandtheit.

So verstanden ist positive Indifferenz die betriebsfähige Form innerer Freiheit. Sie ist nahe genug, um Relevanz zu spüren, und entfernt genug, um Verantwortung zu übernehmen. Sie hält die Leitung offen, während sie den Pegel reguliert. Und sie verwandelt das, was oft als Widerspruch erscheint – Engagement oder Distanz – in ein Regelproblem: nicht »entweder oder«, sondern »so dass«. Wer diese Regelung beherrscht, bleibt warm und klar, empfindsam und wirksam. Genau das braucht Selbstführung unter Druck: Präsenz, die nicht verbrennt, Grenze, die nicht erstarrt, und Urteil, das nicht moralisierend wird.

5 Das Regulierungsdreieck: Dynamiken und Balancen

Dieses Kapitel bildet den Übergang von der Theorie zur integrierten und kontrollierten Anwendung. Bis hierher wurden Empathie, Ekpathie und positive Indifferenz als drei komplementäre Funktionen beschrieben: Resonanz liefert Information, Abgrenzung schützt Integrität und Indifferenz sichert Urteilskraft. In der Praxis wirken diese Komponenten jedoch nicht nacheinander, sondern gleichzeitig. Genau deshalb braucht es einen Rahmen, der Wahrnehmung, Grenze und Entscheidung in einem handhabbaren Ablauf bündelt. Die folgenden Abschnitte liefern diesen Rahmen. Sie definieren eine gemeinsame Sprache, eine präzise Diagnoselogik und kurze Routinen, mit denen aus Einsicht verlässliches Handeln wird.

Im Kern geht es um die situative Wahl. Nicht jede Lage verlangt maximale Empathie und nicht jede Belastung rechtfertigt Rückzug. Professionelles Handeln beginnt mit der Frage, was die Situation tatsächlich benötigt: mehr Anschlussfähigkeit, mehr Grenze oder mehr Unparteilichkeit. ▸ Kapitel 5.1 schärft dafür die Grundbegriffe und stellt die Regeln bereit, mit denen Affekte zugeordnet und priorisiert werden. Der Nutzen zeigt sich unmittelbar: Wo Begriffe sauber sind, sinkt die Verwechslungsgefahr zwischen Nähe und Übernahme, zwischen Klarheit und Kälte.

Auf dieser semantischen Basis folgt die Diagnose. ▸ Kapitel 5.2 führt in die situative Analyse ein, die zwischen Signal und Induktion unterscheidet und die Relevanz prüft: Was ist Fakt, was ist Deutung, was ist kontrollierbar? Der Effekt ist zweifach. Erstens werden Affekte nicht länger bekämpft, sondern in Information übersetzt. Zweitens entsteht ein priorisierter Arbeitsauftrag, der die Aufmerksamkeit an die Stelle lenkt, an der sie Wirkung entfaltet. So wird aus gefühlter Dringlichkeit eine geordnete Entscheidungsvorbereitung.

▸ Kapitel 5.3 verknüpft diese Diagnose mit der Funktionslogik psychologischer Regulation. Perspektivübernahme, Grenzsetzung und Reframing sind keine Tugenden, sondern Techniken. Wer sie versteht, kann sie kalibrieren: mehr kognitive Empathie, wenn Verständigung stockt, eine explizite

Grenze, wenn Rollen verwischen, und positive Indifferenz, wenn Bewertung unter Druck unparteiisch bleiben muss. Das Ziel ist keine ideale Gefühlslage, sondern eine robuste Regelschleife, die unter wechselnden Bedingungen stabil bleibt.

Damit diese Schleife verlässlich greift, braucht sie kurze, häufige Übungen. ▶ Kapitel 5.4 übersetzt die Logik in fünf Mikroformate, die in wenigen Minuten eine Lage ordnen, eine Grenze markieren oder eine Entscheidung herbeiführen. Jede Routine ist klein genug, um im Alltag nicht zu stören, und präzise genug, um die Qualität von Kommunikation und Entscheidung messbar zu verbessern. Der gemeinsame Nenner lautet: beobachten, benennen, begrenzen, entscheiden.

Diese Klammer dient einem nüchternen Zweck: Sie macht Selbstführung betriebsfähig. An die Stelle von Appellen treten klare Begriffe, an die Stelle von Intuition tritt eine diagnostische Sequenz, an die Stelle von Willenskraft treten Rituale mit niedriger Einstiegsschwelle und hohem Rücklauf. Das Ergebnis ist keine glatte Harmonie, sondern eine ruhige, verlässliche Arbeitsfähigkeit. Genug Nähe, um Relevanz zu spüren, genug Distanz, um Verantwortung zu übernehmen, und genug Unparteilichkeit, um gute Prioritäten zu setzen.

Wer diese Kapitel nicht als Theorie, sondern als Gebrauchsanweisung liest, wird feststellen, dass sie zwei Dinge gleichzeitig leisten: Sie reduzieren Störgeräusche und verkürzen den Weg zur Entscheidung. Beides ist in komplexen Umwelten die eigentliche Währung professioneller Qualität. Die folgenden Seiten liefern das Handwerkszeug dafür.

5.1 Integration der drei Konzepte: kein Entweder-oder, sondern eine situative Wahl

Empathie, Ekpathie und positive Indifferenz sind keine Tugenden, die man je nach Laune auswählt, sondern die drei Regler eines geschlossenen Regelkreises. Empathie liefert die Rohinformation sozialer Bedeutung: Sie macht hörbar, was sonst stumm bliebe, und bildet die subjektive Wirklichkeit des Gegenübers ab. Ekpathie hält die Personalgleichung stabil: Sie markiert, was »meins« und was »deins« ist, und verhindert, dass affektive Fremdanteile in die eigene Entscheidungslogik einsickern. Positive Indifferenz kalibriert das Urteil: Sie senkt die affektive Lautstärke, rahmt neu und stellt die Frage, welche Bewertung – gemessen an Rolle, Ziel und Auftrag – trägt. Erst die Kopplung erzeugt Wirksamkeit. Resonanz ohne Grenze überhitzt, Grenze ohne Resonanz kühlt ab und verliert Information und Urteil ohne beides produziert scheinbare Rationalität, die in Wahrheit unterinformiert ist. Die praktische Frage lautet darum nie: »Welches Prinzip gilt?«, sondern immer: »Welche Dosierung hält Beziehung, Klarheit und Entscheidung zugleich?«

Situative Wahl bedeutet somit Sequenzen, nicht Sprünge. In dynamischen Interaktionen bewährt sich eine klare Reihenfolge: zuerst empathische Erfassung (»Was ist für die andere Seite psychisch real?«), dann ekpathische Markierung (»Was davon gehört nicht in meine Entscheidungshoheit?«), anschließend positives Reframing (»Welche Bewertung trägt Rolle, Ziel und Auftrag?«). Diese Abfolge schaltet zwei typische Fehlformen aus: das vorschnelle Kaltstellen von Beziehung aus Angst vor Übernahme – ein Verlust an Datenqualität – und die moralisierte Überidentifikation aus Angst vor Distanz – ein Verlust an Entscheidungsfähigkeit. Man denkt das Dreieck wie ein Reglerpult. Fehlt Anschluss, erhöht man Resonanz. Droht Überflutung, erhöht man Grenze. Verzerren Affekte das Urteil, erhöht man Reframing. Es geht nicht um Prinzipientreue, sondern um Feinabstimmung unter Last.

Die Logik der Dosierung lässt sich an drei Störmustern scharfstellen. Erstens die empathische Überdrehung: Hohe Resonanz bei schwacher Grenzmarkierung kippt in personal distress – subjektiv ein Drang, sofort zu entlasten, objektiv eine Fehlallokation von Aufmerksamkeit und Hilfsenergie, weil das eigene Unbehagen statt der Sache reguliert wird (Batson/Fultz/Schoenrade 1987, S. 20 f.). Das Gegenmittel ist nicht »weniger Empathie«, sondern »mehr Ekpathie«: aktive Selbst-Fremd-Trennung und Rückführung auf Auftragskriterien. Zweitens die rigide Abgrenzung: Starke Grenze bei schwacher Resonanz erzeugt instrumentelle Kälte und implizite Bedürfnisse bleiben unsichtbar, Widerstände steigen und Kooperation schrumpft. Das Gegenmittel ist nicht diffuse Wärme, sondern gezielte empathische Exploration relevanter Signale, bevor entschieden wird. Drittens der übersteuerte Reappraisal-Automatismus: Dauerhafte kognitive Kontrolle bei niedriger Resonanz produziert Urteile, die sauber wirken, aber auf dünnem Material beruhen. Das Gegenmittel ist eine kurze, dosierte Resonanzphase am Anfang, um Bewertungsmaterial überhaupt zu gewinnen (Singer/Lamm 2009, S. 90–96).

Operatives Dreiecksprotokoll – eine kurze Anleitung für die Praxis

Denken Sie das Regulierungsdreieck als 120-Sekunden-Protokoll mit drei aufeinanderfolgenden Fragen. Jede Frage erzwingt die richtige Reihenfolge und liefert eine klare Handlungsbrücke – erst Daten, dann Dämme, dann Deutung.[1]

Phase 1 – Resonanz erfassen und sauber trennen (Empathie und Ekpathie, ca. 30–40 Sekunden).
Stellen Sie sich stumm die erste Leitfrage: »Welche Information liefert mir die Resonanz – und was daran ist induziert, nicht originär?« Scannen Sie drei Kanäle: Wörter (Inhalt), Stimme (Tempo, Lautstärke, Brüche), Körper (Haltung, Blick, Mikrogesten). Benennen Sie innerlich das stärkste Affektsignal des Gegenübers in einem Wort (»Ärger«, »Angst«, »Scham«) – das ist die Information. Markieren Sie anschließend, was in Ihnen aufsteigt, aber vor der Begegnung nicht vorhanden war (»plötzliche Dringlichkeit«, »Beschwichtigungsimpuls«) – das ist die Induktion. Sichern Sie die Selbst-Fremd-Grenze mit einem leisen, inneren Grenz-Cue: »Ich halte, ich übernehme nicht.« Optional geben Sie es laut, professionell und knapp zurück: »Ich sehe die Dringlichkeit. Ich bleibe bei meinem Auftrag und parke die Emotion, wir kommen um 14.40 Uhr darauf zurück.«

Phase 2 – Lage mit der Kontrolle-Trichotomie ordnen (Positives Reframing, ca. 40–60 Sekunden).
Jetzt die zweite Leitfrage: »Welche Teile der Lage sind kontrollierbar, welche beeinflussbar, welche hinzunehmen?« Sprechen Sie es in einem knappen Dreisatz aus: »Kontrollierbar ist X (unmittelbarer nächsten Schritt). Beeinflussbar

1 In heiklen Gesprächen arbeiten Sie mit drei Mikro-Sprachen in fester Reihenfolge. Phase 1 sichert Resonanz ohne Übernahme. Zwei Sätze genügen: »Ich sehe [Affekt]. Ich notiere und bleibe beim Auftrag.« Damit ist das Gefühl benannt, die Grenze markiert, der Takt gehalten. Phase 2 ordnet die Lage in einem Dreisatz, der Priorität erzwingt: »Kontrollierbar: X. Beeinflussbar: Y. Hinzunehmen: Z.« Nichts erklären, nur zuordnen. Phase 3 schließt mit einem sauberen Commit, der Entscheidung, Begründung und Review koppelt: »X, weil Y. Review Z am T.« Diese Minimalformen reduzieren Reibung, halten das Gespräch schlank und die Qualität hoch.
Droht Überflutung – der Sog, »sofort beruhigen« zu müssen –, verlängern Sie Phase 1 um einen einzigen Atemzug und setzen innerlich den Grenz-Cue: »Ich halte, ich übernehme nicht.« Dann gehen Sie konsequent in Phase 2. Wirkt Distanz zu kühl und das Gegenüber friert ein, fügen Sie vor Phase 3 exakt eine Validierung ein, die Relevanz statt Wärme transportiert: »Der Punkt betrifft Ihre Sicherheit/Arbeit/Beziehung, deshalb ist er wichtig.« Anschließend formulieren Sie den Commit. Wenn Sie merken, dass Sie zu schnell rationalisieren und auf dünner Datenlage urteilen, stoppen Sie kurz vor Phase 2 und kalibrieren die Resonanz nach: »Habe ich das stärkste Affektsignal korrekt benannt?« Erst danach ordnen, dann entscheiden. So bleibt die Sequenz intakt: zuerst Daten, dann Dämme, dann Deutung.

ist Y (Person/Stakeholder/Wahl des Timings). Hinzunehmen ist Z (Fixgröße/Regel/Deadline).« Vermeiden Sie Erklär-Dialoge, bleiben Sie bei Zuordnungen. Dieser Schritt ist ein Mini-Reappraisal: Er dämpft amygdaläre Dringlichkeit und verschiebt Ressourcen auf das Beeinflussbare. Präfrontale Netzwerke übernehmen die Priorisierung (Buhle et al. 2014, S. 2985–2988).

Phase 3 – Integration in Handeln mit Commit-Satz (Urteil und Beziehung, ca. 20–30 Sekunden).
Schließen Sie mit der dritten Leitfrage: »Welche Entscheidung wahrt Beziehung, ohne Auftrag und Rolle zu verraten?« Formulieren Sie sofort einen einzeiligen Commit-Satz: »Ich entscheide X, weil Y. Wir überprüfen Z am [Datum/Uhrzeit].« Wenn nötig, fügen Sie eine empathische Validierung vor den Commit: »Die Sorge ist nachvollziehbar. Ich entscheide dennoch X ...« So bleibt Anschlussfähigkeit erhalten, während die Entscheidung klar wird. Die Reihenfolge verhindert, dass Stimmung statt Information entscheidet (Decety/Jackson 2004, S. 86–97; Buhle et al. 2014, S. 2985–2988).

Reife im Regulierungsdreieck zeigt sich nicht an wohlklingenden Haltungen, sondern an Taktfestigkeit unter Druck: Der Rhythmus bleibt stabil, obwohl die Last wechselt. In Verhandlungen beginnt dieser Takt mit einer kurzen empathischen Kalibrierung der Interessenlage. Gemeint ist kein sentimentales Aufwärmen, sondern die präzise Erfassung dessen, was für die Gegenseite psychisch real ist: Risiko, Zeit, Gesichtsverlust, interne Zwänge. Diese Resonanz liefert Daten. Danach folgt ekpathisches Festhalten an der eigenen BATNA. Die Grenze wird nicht als Drohgebärde gesetzt, sondern als innere Referenz, die verhindert, dass fremde Dringlichkeit die eigenen Kriterien zerfrisst. Erst im dritten Schritt entsteht durch positives Reframing ein gemeinsamer Rationalitätsraum: Optionen werden so umcodiert, dass beide Seiten in ihren Rollen anschlussfähig handeln können – keine Rettungsgesten, sondern saubere Kopplung von Interesse, Möglichkeit und Zeitfenster. Wer so taktet, verhandelt nicht mit Stimmungen, sondern mit Strukturen.

BATNA ist in diesem Zusammenhang der harte Referenzpunkt, an dem Ekpathie in der Verhandlung sichtbar wird. Gemeint ist Ihre »Best Alternative to a Negotiated Agreement«: die beste realistische Handlungsoption, wenn es zu keiner Einigung kommt. Empathie liefert Ihnen zunächst die Datenlage der Gegenseite (Interessen, Zwänge, Verlustängste). Ekpathie verhindert dann, dass die affektive Dringlichkeit des Gegenübers Ihre Kriterien frisst: Sie halten innerlich an Ihrer BATNA fest und verhandeln von diesem Referenzwert aus, nicht weg davon. Positive Indifferenz schließlich rahmt die Optionen neu: Was lässt sich so umcodieren, dass beide Seiten rational anschlussfähig bleiben, ohne die eigene Untergrenze zu verletzen?

Praktisch heißt das: Sie bestimmen vorab drei Größen – Untergrenze (Walk-away-Point), BATNA-Qualität (Wie gut/umsetzbar ist die Alternative heute konkret?) und Verbesserungsschritte (Welche Maßnahmen erhöhen binnen Tagen/Wochen den Wert Ihrer BATNA?). In der Verhandlung takten Sie strikt: kurze empathische Kalibrierung (»Ich sehe den Druck durch Termin C«), ekpathisches Festhalten (»unter X gehe ich nicht – Alternative B steht bereit«), positives Reframing (»Option A erfüllt Ihr Terminmotiv, bleibt über meiner Untergrenze«). Mikro-Sprache dafür: »Ich verstehe Ihr Risiko. Unterhalb von [Kriterium] wähle ich Alternative B. Oberhalb davon ist [A/B] für beide Seiten vernünftig.«

Die typische Fehlsteuerung ist Empathie ohne Grenze: Man »will entgegenkommen«, rutscht unter die Untergrenze und repariert später mit Rework. Das Gegenmittel ist nicht Kälte, sondern ekpathische Klarheit: Selbst-Fremd trennen, BATNA prüfen, erst dann anbieten. Umgekehrt erzeugt Grenze ohne Resonanz instrumentelle Kälte: Man sendet Macht, aber verliert Information. Korrigieren Sie mit einer kurzen empathischen Sequenz zu Beginn (Interessen spiegeln), dann zurück zur Struktur. Messen können Sie Ihre BATNA-Reife an drei Kennzahlen: Anteil der Abschlüsse oberhalb Ihrer Untergrenze, Zahl der abgebrochenen Verhandlungen mit sauberem Walk-away und die Zeit bis zum Commit (kurz, weil Kriterien klar sind).

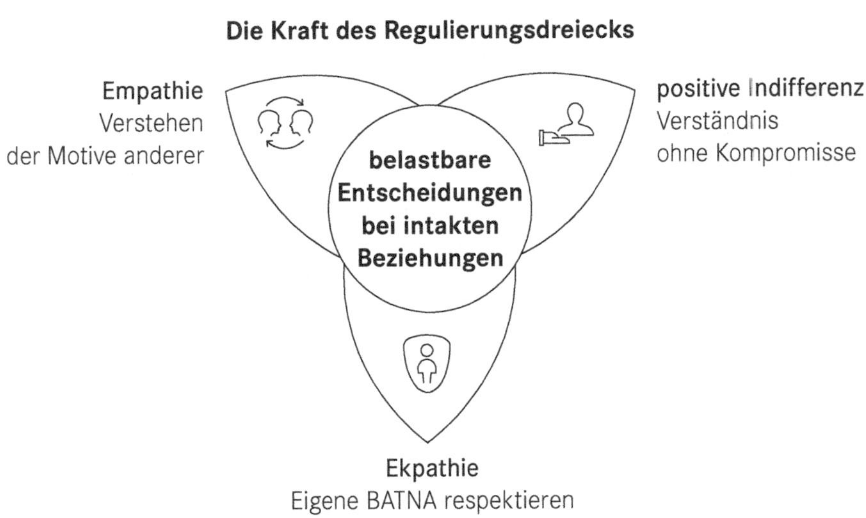

Abbildung 1: Die Kraft des Regulierungsdreiecks. Kurzformel im Dreieck: Empathie = Daten über Motive; Ekpathie = Halt an der eigenen BATNA; Positive Indifferenz = Reframing auf Lösungen oberhalb der Untergrenze.

In allen Kontexten gilt daher dieselbe Regel: erst Daten, dann Dämme, dann Deutung. Zuerst liefert Empathie verwertbares Material, nicht moralische Verbrämung. Dann setzt Ekpathie die Dämme, die Selbst und Auftrag vor affektiver Übernahme schützen. Schließlich schafft positive Indifferenz die Deutung, die Entscheidung trägt, weil sie Affektinformation nutzt, ohne ihr zu gehorchen. Wer diesen Takt hält, bleibt unter Druck anschlussfähig, klar und entscheidungsfähig. Reife ist dann keine Frage des Temperaments, sondern der Sequenzsicherheit: Der Rhythmus bleibt, der Inhalt wechselt und genau das macht professionelle Souveränität aus.

Beispiele:
Kurz-Protokolle des Regulierungsdreiecks für drei typische Situationen

Verhandlung:
Die Sequenz beginnt mit einer knappen Resonanzmarkierung, die Information sichert, ohne Affekt zu übernehmen: »Ich höre Frust über die Liefertermine und ich bleibe bei unserem Auftrag.« Dieser erste Satz validiert die emotionale Lage der Gegenseite und setzt zugleich die ekpathische Grenze: Nähe ja, Übernahme nein. Unmittelbar danach folgt die Ordnung der Lage im Zwei-mal-zwei-Sinn, verdichtet zur Kontrolle-Trichotomie: »Kontrollierbar: Zwischenmeilenstein A. Beeinflussbar: Umfang B. Hinzunehmen: Fixdeadline C.« Damit wird Affekt in Priorität übersetzt und Verhandlungsspielräume werden klar, ohne in Rechtfertigungsdialoge zu rutschen. Den Abschluss bildet der Commit, präzise, zeitlich, überprüfbar: »Ich entscheide A heute, B nach Review morgen um 10.00 Uhr und wir prüfen C-Risiken am Freitag.« Die Wirkung des Dreischritts ist doppelt: Erstens verschiebt sie die Interaktion aus dem Modus des Drucks in den Modus der gemeinsamen Prozessführung. Zweitens reduziert sie Rework, weil jede Zusage mit einem Review-Zeitpunkt gekoppelt ist. Eine typische Störstelle ist das reflexhafte Beschwichtigen (»Wir schauen, was sich machen lässt.«), das Verhandlungsmasse verschenkt. Die Gegenmaßnahme ist die ekpathische Wiederholung des Auftrags (»Ich verantworte Lieferfähigkeit und Sicherheit.«) und die Rückführung auf A/B/C. Falls die Gegenseite eskaliert, bleibt die Mikro-Sprache stabil: kurze Validierung, erneute Trichotomie, erneuter Commit. So bleibt die Entscheidung auf Kurs, ohne Beziehung zu beschädigen.

Teamkonflikt:
Auch hier steht am Anfang die saubere Trennung von Signal und Induktion: »Ich sehe Ärger über Rollenunklarheit und ich parke den Affekt bis Punkt 5 auf der Agenda.« Mit einem Satz wird die subjektive Realität anerkannt und zugleich

ein gemeinsamer Ordnungsrahmen gesetzt: Der Affekt ist legitim, aber nicht der Taktgeber der Agenda. Es folgt die sachliche Strukturierung: »Kontrollierbar: Aufgabenmatrix. Beeinflussbar: Übergabe-Rhythmus. Hinzunehmen: Ressourcendeckel Q3.« Damit wird die häufige Verwechslung von Person und Struktur aufgelöst und der Konflikt wird bearbeitbar, weil er in Artefakte übersetzt wird (Matrix, Rhythmus, Deckel). Der Commit schließt unmittelbar an: »Ich entscheide, die Matrix heute zu finalisieren, Übergaben finden täglich um 9.00 Uhr statt und ein Review in zwei Wochen.« Diese Formulierung koppelt Beziehungssicherung (Validierung, Parken) mit klarer Sache (Matrix, Takt, Review). Häufige Störmuster sind hier das Moralisieren (»Wir müssen empathischer miteinander sein.«) und das Diffundieren (»Lasst uns erst alle Perspektiven hören« – ohne Entscheidungspfad). Beides wird durch den Dreischritt verhindert, weil Validierung und Entscheidung nicht gegeneinander ausgespielt werden: Erst wird Affekt sichtbar gemacht, dann das Bearbeitbare fixiert, dann entschieden. Eskaliert die Lage dennoch, greifen zwei Mikro-Korrekturen: eine präzise Wiederholung des Parkens (»Wir kehren bei Punkt 5 strukturiert darauf zurück«) und ein erneuter Verweis auf die Kontrollfelder (»Heute zählt die Matrix, die Ressourcendiskussion terminieren wir im Review«). So wird aus Konfliktenergie Prozessenergie.

Patient:in/Pflege:
In klinischen Kontexten ist der erste Satz entscheidend, weil er Würde sichert und Überflutung verhindert: »Ich sehe Angst und ich bleibe bei den medizinischen Schritten und komme auf die Angst nachher zurück.« Die Sequenz bündelt Empathie (Angst benennen) und Ekpathie (Behandlungsauftrag halten), ohne Kälte zu erzeugen. Es folgt die nüchterne Trichotomie: »Kontrollierbar: Maßnahme M. Beeinflussbar: Aufklärung/Angehörige. Hinzunehmen: klinische Leitlinie.« Der Satz trennt Sofortmaßnahme, begleitende Kommunikation und unveränderliche Rahmenbedingungen. Der Commit bringt Ruhe in den Ablauf: »Ich entscheide M jetzt, setze die Aufklärung mit Angehörigen auf 16.00 Uhr und wir sprechen die Angst im Anschluss an.« So entsteht eine klare zeitliche Choreografie, die sowohl Sicherheit als auch Zuwendung gewährleistet. Eine typische Störung ist hier die gut gemeinte, aber ungezielte Beruhigung (»Es wird schon.«) oder das technische Durchziehen ohne verbale Begleitung. Das Protokoll vermeidet beides: Die Angst wird nicht weggeredet, sondern verortet, und die Behandlung wird nicht entmenschlicht, sondern sprachlich gerahmt. Wenn die Angst akuter wird, bleibt die Struktur erhalten – ein zusätzlicher Satz validiert die Dringlichkeit (»Ich sehe, dass die Angst zunimmt«), dann wird der Commit wiederholt. Der Effekt ist eine spürbare Funktionsruhe: Patient:in und Angehörige wissen, was jetzt passiert, wer wann erklärt und wann Raum für das Gefühl ist.

In allen drei Lagen gilt derselbe Mechanismus: ein kurzer Resonanz-Satz, der Beziehung herstellt und Grenzen markiert, eine strenge, dreiteilige Ordnung der Lage, die das Beeinflussbare sichtbar macht, und ein eindeutiger Commit mit Review-Zeitpunkt, der Verantwortung, Begründung und Lernen koppelt. Die Sprache bleibt minimal, die Reihenfolge stabil, die Entscheidung überprüfbar. Genau so wird aus Empathie Anschlussfähigkeit, aus Ekpathie Integrität und aus positiver Indifferenz Urteilskraft – im Takt der Praxis.

Im Teamkonflikt ist die Sequenz identisch, nur das Material ist anderes. Resonanz validiert zunächst die subjektive Realität und Ärger, Erschöpfung sowie Kränkung werden benannt, damit sie nicht als Unterstrom die Sache sabotieren. Diese Anerkennung ist funktional: Sie verhindert, dass Energie in Rechtfertigung abfließt. Es schließt sich die Grenze an, also die klare Trennung von Person und Rolle. Verantwortungen, Übergaben und Ressourcen werden so gefasst, dass der Konflikt aus der Person heraus- und in Artefakte hineinverlagert wird. Erst dann hat Indifferenz ihren Platz: eine unparteiische Priorisierung, die Affektzüge entkoppelt und die Reihenfolge der nächsten Schritte festlegt. Der Effekt ist eine nüchterne Beruhigung: Nicht weil alle »verstanden« sind, sondern weil das System wieder weiß, was zuerst, was später und was gar nicht zu tun ist.

In der Pflege zeigt dasselbe Dreieck eine andere Textur, bleibt aber in der Logik gleich. Nähe sichert Würde und Angst, Schmerz sowie Unsicherheit werden nicht übergangen, sondern kurz und präzise gespiegelt. Containment verhindert die Verschmelzung: Affekte werden gehalten, ohne ins eigene System zu kippen. Das schützt sowohl Patient:in als auch Fachkraft: Die Beziehung bleibt warm, die Handlungsfähigkeit kalt genug. Reappraisal übersetzt Fürsorge in tragfähige Schritte und medizinisch Notwendiges, kommunikativ Begleitendes sowie strukturell Gegebenes werden geordnet, damit Hilfe nicht in gut gemeinter Überpräsenz verpufft. Die Ruhe, die daraus entsteht, ist keine Gefühllosigkeit, sondern eine belastbare Choreografie.

Das Regulierungsdreieck ist damit weniger Theorie als Betriebslogik. Es errichtet eine innere Infrastruktur, in der Beziehung nicht gegen Klarheit ausgespielt wird und Klarheit nicht gegen Menschlichkeit. Empathie macht die Welt der anderen sichtbar, Ekpathie das Selbst handlungsfähig und positive Indifferenz das Urteil tragfähig. Diese drei Regler bewegen sich nie isoliert, sondern im Gegentakt. Wer sie dosieren kann, handelt schneller, ruhiger, genauer – nicht, weil sie oder er weniger fühlt, sondern weil sie oder er besser ordnet. Reife zeigt sich als Taktfestigkeit: dieselbe Sequenz, unabhängig von Last und Kontext. Erst werden Daten gewonnen (Resonanz), dann Dämme gesetzt (Grenze), dann Bedeutung geordnet (Reframing). Daraus entsteht eine betriebsfähige Ruhe, die nicht passiv ist, sondern eine Arbeitsform von Aufmerksamkeit.

Trainierbarkeit ist der entscheidende Punkt. Empathie lässt sich als Präzisionsfähigkeit schulen: nicht das diffuse »Einfühlen«, sondern das exakte Paraphrasieren relevanter Inhalte, das Markieren eigener Hypothesen anstelle stiller Unterstellungen und das Lesen nonverbaler Signale als Daten, nicht als Gebote. Praktisch heißt das, in heiklen Sequenzen zuerst das stärkste Affektsignal des Gegenübers in einem Wort zu benennen, den semantischen Kern der Position in einem Satz zu spiegeln und die eigene Deutung als Hypothese zu kennzeichnen. Der Effekt ist doppelt: Nähe entsteht ohne Verschmelzung und die Qualität des Rohmaterials für spätere Entscheidungen steigt. Empathie fungiert dann nicht als moralische Pose, sondern als Sensorik mit hoher Signalqualität.

Ekpathie wird als Grenztechnik eingeübt. Sie arbeitet mit expliziter Rollensprache (»Mein Auftrag hier ist …; ich bin nicht zuständig für …«), der Benennung induzierter Affekte (»das kommt gerade von außen«) und der Einführung zeitlicher Container (»wir parken das Thema und kommen um 14.40 Uhr darauf zurück«). Diese Mikropraktiken halten »Selbst« und »fremd« sauber getrennt, entlasten die Situation von verdeckten Schuldzuschreibungen und verhindern, dass fremde Dringlichkeit die eigenen Kriterien verschiebt. Entscheidend ist, dass Ekpathie nicht kälter macht, sondern tragfähiger: Die Beziehung bleibt offen, während die Verantwortlichkeit scharf bleibt. Grenzsetzung ist hier kein Mauern, sondern ein präziser Filter, der das Relevante passieren lässt und das Überflutende dämpft.

Positive Indifferenz wird als Reframing-Routine verstetigt. Kurzformate der Selbstdistanzierung – inneres Sprechen in der dritten Person, räumlich-zeitliche Perspektivwechsel, ein einziger Atem als Reset – senken die affektive Lautstärke, ohne Information zu verlieren (Kross/Ayduk 2011). Daran schließt die sprachliche Recodierung an: Verlust- in Optionsframes, moralische Entrüstung in Sachverhaltsdifferenzen, globale Zuschreibungen in überprüfbare Annahmen. In neurokognitiver Hinsicht ist das der Übergang vom affektiven Alarm zur präfrontalen Ordnung; in praktischer Hinsicht bedeutet es, dass Entscheidungen nicht »trotz« der Emotion fallen, sondern »mit« Emotion als geordneter Information.

Der gemeinsame Takt entscheidet über die Wirkung. Resonanz zuerst, damit Daten nicht verloren gehen. Grenze sofort, damit die Daten nicht das System fluten. Reframing zeitnah – Sekunden bis Minuten, nicht Stunden –, damit die Energie der Situation in einen tragfähigen nächsten Schritt überführt wird.

Diese Choreografie ist klein, aber strikt. Wer sie einhält, reduziert Verzögerungskosten, senkt Rework und hält die Beziehungsqualität stabil, besonders dann, wenn die Lage unübersichtlich wird. Wird die Reihenfolge vertauscht, entstehen die bekannten Fehlbilder: Kälte durch Grenzsetzung ohne vorangehende Validierung, Übernahme durch Resonanz ohne Grenzmarkierung, Pseudorationalität durch Reframing auf zu dünnem Datenfundament.

Transfer gelingt über Mikrometriken und Rituale. Nach heiklen Kontakten genügt ein dreizeiliger Eintrag: »Signal – Induktion – Commit«. Wird die Induktion regelmäßig erkannt und benannt, sinkt die Wahrscheinlichkeit affektgetriebener Kurzschlussentscheidungen. Wird der Commit mit Begründung und Review-Zeitpunkt formuliert, entstehen automatische Lernschleifen. Wird die »Parkplatz«-Rückkehr tatsächlich eingehalten, wächst Vertrauen: Affekte werden ernst genommen, ohne die Sache zu verstopfen. So wird aus einer Haltung ein System – überprüfbar an Zeit bis zum Commit, an Rework-Quote und an Stabilität der Zusammenarbeit unter Last.

Die Trias lässt sich zudem rollen- und domänenspezifisch schärfen. In Verhandlungen schützt die ekpathische Referenz auf die eigene BATNA vor freundlicher Selbstpreisgabe, Empathie liefert die Motivlandkarte der Gegenseite und positive Indifferenz kodiert Optionen so, dass beide Seiten in ihren Rollen rational anschlussfähig bleiben. Im Teamkonflikt validiert Empathie zunächst die subjektive Realität, Ekpathie entkoppelt die Person von der Rolle und positive Indifferenz priorisiert Artefakte (Aufgabenmatrix, Übergaberhythmus, Ressourcen) statt Charakterdiagnosen. In der Pflege sichert Empathie Würde, Ekpathie hält Containment und positive Indifferenz übersetzt Fürsorge in eine tragfähige Abfolge medizinischer und kommunikativer Schritte. Dieselbe Logik, anderes Material.

Langfristig wird das Dreieck zur inneren Gewohnheit. Die Distanzierungs-Cues werden zu Reflexen, Hypothesenmarker rutschen automatisch vor Deutungen und die Trichotomie der Kontrolle stellt sich von selbst ein, sobald Dringlichkeit hochfährt. So entsteht eine Form von Gelassenheit, die nicht auf Temperament beruht, sondern auf Verfahren. Die Person bleibt nah genug, um Relevanz zu spüren, und fern genug, um Verantwortung zu übernehmen. Genau dort liegt die produktive Mitte zwischen Wärme und Urteil.

Dass diese Mitte erlernbar ist, macht den praktischen Wert der Trias aus. Sie entzieht das eigene Funktionieren dem Zufall der Tagesform. Empathie liefert das Rohmaterial, Ekpathie schützt die Verarbeitungsstrecke, positive Indifferenz liefert die Ausgabe in Form eines klaren, begründeten, überprüfbaren Entscheids. Aus der Summe entsteht kein Idealbild, sondern ein Betriebspunkt: weniger Reiz, mehr Maß. Wer diese Ordnung pflegt, wird nicht unberührbar, sondern verlässlich – im besten Sinne des Wortes professionell.

In anspruchsvollen Kontexten – Krisenkommunikation, Verhandlungen, Therapie, Pflege, Führung unter Unsicherheit –zeigt sich, warum die »situative Wahl« kein Stilmittel, sondern die Bedingung gelingender Praxis ist. Komplexe Lagen sind affektiv aufgeladen und zeitkritisch. Sie verlangen erstens die schnelle Erzeugung sozialer Anschlussfähigkeit (Empathie), zweitens die sofortige Sicherung der Rollenintegrität (Ekpathie) und drittens die zügige Rekontextualisierung der Lage auf Handlungsoptionen (positive Indifferenz). Wer nur an einem Regler dreht, verliert entweder Daten (bei harter Grenze ohne Resonanz), Selbststeuerung (bei Resonanz ohne Grenze) oder Urteilsgüte (bei Reframing ohne beides). Die Trias definiert deshalb keinen Kompromiss, sondern eine Abfolge: erst Kontext erfassen, dann System vor Übernahme schützen, dann Entscheidung tragfähig machen.

In der Krisenkommunikation verhindert die Sequenz das typische Pendeln zwischen Beruhigungsrhetorik und technischer Kälte. Die empathische Kalibrierung benennt zunächst die psychische Realität der Betroffenen, um Gerüchte und Projektionen abzubauen, die ekpathische Grenzsetzung markiert unverhandelbare Leitplanken (Sicherheit, Gesetz, Integrität), damit die Organisation nicht von externer Dringlichkeit verschoben wird, und das positive Reframing übersetzt anschließend Fakten und Unsicherheiten in klare Nächstschritte mit Review-Punkten. Der Effekt ist doppelt: Die Öffentlichkeit erhält einen belastbaren Handlungsfaden und intern sinkt die Verzögerung durch Entscheidungsparalyse, weil Affektinformation genutzt, aber nicht autorisiert wird.

- In *Verhandlungen* erzeugt die Trias Datenklarheit, Selbstschutz und gemeinsame Rationalität. Empathie liefert die Motivlandkarte der Gegenseite, ohne sie zu übernehmen, Ekpathie bindet an die eigene Untergrenze (BATNA) und verhindert freundliche Selbstpreisgabe und positive Indifferenz rahmt Optionen als strukturierte Kompromissräume statt als Gesichtsverlustnarrative. So wird die Entscheidung nicht von Stimmungen getrieben, sondern von Kriterien. Messbar wird das an kürzeren Wegen zum Commit und an weniger Rework, weil die früh definierte Untergrenze ständig referenziert wird.
- In *Therapie und Pflege* bewahrt die Trias die produktive Spannung zwischen Nähe und Professionalität. Empathie sichert Würde, indem sie Angst, Scham oder Schmerz präzise spiegelt, Ekpathie hält Containment, denn die Affekte werden gehalten, aber nicht verschmolzen, und positive Indifferenz transformiert Fürsorge in tragfähige Sequenzen aus medizinischen, kommunikativen und strukturellen Schritten. Dadurch sinken *compassion fatigue* und moralischer Stress, ohne dass Beziehung erkalten muss: Nähe bleibt ohne Vereinnahmung möglich und Klarheit erscheint nicht als Kälte, sondern als Verlässlichkeit.
- In *Führung unter Unsicherheit* stabilisiert die Trias die »Funktionshöhe« von Teams. Empathie erhöht die Qualität der Lagebilder, weil schwache

Signale früher gesehen werden, Ekpathie entpersonalisiert Konflikte, indem Person und Rolle sauber getrennt werden, und positive Indifferenz verhindert Entscheidungsdrift, indem sie Bewertungen an Ziel, Auftrag und Zeitfenster rückbindet. Teams, die diese Logik explizit teilen, berichten von weniger Entscheidungsverzögerungen, weniger Eskalation und mehr psychologische Sicherheit, weil Nähe ohne Vereinnahmung möglich und Klarheit nicht als Kälte gelesen wird (Edmondson 2019, S. 72 f.). Das ist kein Mittelweg, sondern eine Systemoptimierung: Empathie liefert Kontext, Ekpathie schützt den/die Entscheider:in und positive Indifferenz schützt die Entscheidung.

Operativ lohnt die Messung an drei schlichten Indikatoren: Zeit bis zum belastbaren Commit, Rework-Quote nach Erstentscheidung und Stabilität der Beziehungen unter Last. Steigen Commit-Geschwindigkeit und Beziehungsstabilität bei sinkendem Rework, ist die Trias wirksam implementiert. Auf der Individualebene zeigt sich die Integration in der Sequenzsicherheit: kurze Validierung, sofortige Grenze, zeitnahes Reframing, auf Teamebene in geteilten Artefakten (Decision-Logs, Eskalationspfade, kurze Emotions-Debriefings) und auf Organisationsebene in einer Kultur, die kalibrierte Empathie belohnt statt Dauerperformanz zu fordern.

> Damit ist »situative Wahl« kein weicher Stil, sondern harte Betriebsvoraussetzung. Die Trias liefert den inneren Ordnungsrahmen, der es ermöglicht, unter Druck nah zu bleiben, ohne sich zu verlieren, und klar zu bleiben, ohne kalt zu werden. Empathie sichert Anschlussfähigkeit, Ekpathie Integrität und positive Indifferenz Urteilskraft. Erst ihre abgestimmte Taktung erzeugt die Form von Ruhe, die unter Unsicherheit trägt.

In komplexen Umwelten ist Moral ohne Technik wirkungslos und Technik ohne Moral gefährlich. Die Trias verbindet beides: Sie hält die menschliche Qualität der Interaktion stabil und die funktionale Qualität des Ergebnisses messbar. Moral ohne Technik erstickt in Appellen: Sie produziert warmes Einverständnis ohne Richtung. Technik ohne Moral verfehlt den Menschen: Ssie erzeugt kalte Effizienz ohne Legitimität. Psychologische Selbstführung beginnt genau an dieser Schnittstelle.

- Empathie liefert die Relevanzsignale: Was steht für das Gegenüber wirklich auf dem Spiel und welche impliziten Kosten drohen, wenn wir darüber hinweggehen?

- Ekpathie bewahrt die Integrität: Wofür bin ich in dieser Rolle verantwortlich – und wofür nicht?
- Positive Indifferenz übersetzt beides in tragfähige Entscheidungen: Welche Bewertung trägt Ziel und Auftrag, wenn Affekte geordnet, Fakten getrennt und Optionen klar sind?

Damit wird Selbstführung zur doppelten Garantie. Auf der Beziehungsseite verhindert sie die beiden klassischen Fehlformen: Überidentifikation, die Nähe mit Verschmelzung verwechselt, und instrumentelle Kälte, die Klarheit mit Abwertung bezahlt. Auf der Ergebnisseite verhindert sie die Blindleistung unnötiger Schleifen-Entscheidungen, die zu spät, zu weich oder zu unklar fallen und anschließend in Rework zerfasern. Die Trias erzeugt einen Betriebspunkt: genug Resonanz, um Relevanz zu spüren, genug Grenze, um integer zu bleiben und genug Reframing, um verantwortlich zu entscheiden. Sie ist keine Tugendlehre, sondern ein Verfahren. Deshalb ist sie übertragbar: in Verhandlungen, wo sie Fairness und Verbindlichkeit zugleich erzeugt, in Teams, wo sie Widerspruch anschlussfähig macht und Prioritäten stabilisiert, sowie in Pflege und Beratung, wo sie Würde und Handlungsfähigkeit gleichzeitig schützt.

Wer so arbeitet, ersetzt Rhetorik durch Rhythmus. An die Stelle großer Haltungen treten kleine, wiederholbare Schritte: präzises Benennen, explizite Grenzsetzung, kurzer Perspektivwechsel und klarer Commit mit Review-Zeitpunkt. An die Stelle diffuser »Werte« treten sichtbare Artefakte: Leitfäden, Logs, Rituale, die Verhalten formen, statt es zu beschwören. An die Stelle moralischer Selbstvergewisserung tritt überprüfbare Wirkung: Zeit bis zum Commit, Stabilität der Beziehung unter Last, Lernrate nach Fehlern. Moral bleibt, was sie sein soll:der Grund, warum es um Menschen geht. Technik wird, was sie sein muss: der Weg, wie es gelingen kann. Die Trias macht beides kompatibel. Genau dort beginnt psychologische Selbstführung: als leise, zuverlässige Ordnung der Aufmerksamkeit, die Nähe zulässt, ohne zu kippen, und Entscheidungen trifft, ohne zu härten. Weniger Reiz, mehr Maß.

Warum Impathie in diesem Buch außen vor bleibt

Auf Impathie wird in diesem Buch nicht weiter eingegangen, weil der Begriff konzeptionell unscharf und empirisch schwach fundiert ist. In der Literatur wird er heterogen gebraucht –mal als Selbsteinfühlung, mal als »empathisches Sich-Verstehen«, mal als wohlwollende Innenschau. Es fehlt eine konsensuale Definition, eine robuste Operationalisierung und ein validiertes Messinstrumentarium. Konstrukte mit hoher Begriffs- und Messklarheit sind in der Regel eindeutig verortbar (Definition), wiederholbar erfassbar (Skalen,

Reliabilität) und praktisch anschlussfähig (Trainings, KPIs). »Impathie« erfüllt diese Kriterien nicht zuverlässig. Der Begriff leidet unter Jingle-Jangle-Effekten, also unter Gleichnamigkeit bei verschiedener Bedeutung bzw. verschiedener Benennung bei gleicher Funktion. Für professionelle Praxis-Führung, Beratung, Pflege und Teamarbeit erhöht er das das Risiko von Fehlallokation: Man trainiert Worte statt Funktionen.

Die Funktionslogik dieses Buches bildet die intendierten Selbstbezüge von »Impathie« bereits präziser ab, und zwar in drei komplementären, trainierbaren und messbaren Modulen:

1. *Emotionsregulation als technische Kernprozesse,* insbesondere Reappraisal und (sprachlich-perspektivische) Selbstdistanzierung. Beide Verfahren senken affektive Lautstärke, erhalten Information und verbessern die Entscheidungsqualität. Sie sind gut beschreibbar, experimentell belastet und in kurzen Routinen lehrbar (z. B. 2 × 2-Reframing, inneres Sprechen in der dritten Person) (Gross 1998, S. 152 f.).
2. *Positive Indifferenz als habituelle Haltung nicht-reaktiver Präsenz.* Sie ist keine Kälte, sondern eine metakognitive Selbstbindung: Affekte werden registriert, aber nicht automatisch handlungswirksam. Damit wird jene wohlwollende, unparteiliche Innensicht realisiert, die »Impathie« häufig behauptet, jedoch ohne deren begriffliche Unschärfen.
3. *Ekpathie als aktive Selbst-Fremd-Differenzierung.* Sie verhindert, dass induzierte Affekte (also von außen eingetragene Erregungen) das eigene Entscheidungssystem dominieren. Gerade in hochaffektiven Umgebungen (Krisen, Eskalationen, Leid) ist diese Grenztechnik die professionelle Voraussetzung dafür, Innensicht nicht in Selbstverschmelzung abgleiten zu lassen.

Diese Trias ist nicht nur konzeptionell schärfer, sie ist auch psychometrisch und praktisch anschlussfähiger. Auf der Seite der Selbstbezogenheit verweist unser Modell explizit auf validierte Nachbarkonstrukte: Selbstmitgefühl als regulierte, nicht-narzisstische Selbstzuwendung, die Affekte beruhigt und Handlungsfähigkeit stützt (Neff 2003), sowie interozeptive Achtsamkeit als differenzierte Wahrnehmung innerer Signale (Atem, Herz, Spannung), die den Rohinput für Reappraisal und Distanzierung liefert (Mehling et al. 2012). Beide Konstrukte sind skaliert, trainierbar und mit Outcome-Maßen verknüpfbar – das ist genau die Anschlussfähigkeit, die »Impathie« in der Regel schuldig bleibt. Damit ist der behauptete Mehrwert von »Impathie« de facto bereits in unserem System implementiert: regulatorisch (Reappraisal/Distanzierung), habituell (positive Indifferenz) und relational-professionell (Ekpathie).

Für Organisationen zählt diese Trennschärfe doppelt. Erstens verhindert sie moralische Aufladungen und semantische Beliebigkeit. »Impathie« wird in

Trainings häufig zur wohlmeinenden Aufforderung, »freundlicher mit sich« zu sein – das ist psychologisch nicht falsch, praktisch aber oft folgenlos, weil ungebunden an klare Verhaltensmarker. Die Trias übersetzt Innensicht hingegen in überprüfbare Mikropraktiken: Resonanz-Audit (Selbst- und Fremdsignale trennen), Grenz-Cueing (Rolle/Nicht-Zuständigkeit markieren, induzierte Affekte benennen), Reframing-Routine (Fakt-Deutung-Trennung, Kontrolle-Trichotomie, Commit-Satz). Diese drei Schienen lassen sich takten, dokumentieren und evaluieren – am Verlauf von Entscheidungszeiten, Rework-Quoten, Voice-Raten und Distress-Markern. Zweitens macht die Trias Führung anschlussfähig, weil sie sich in Rollen, Rituale und Artefakte übersetzen lässt: Leitfäden, Decision Logs, Debriefings und Shadowing/Supervision. Kultur entsteht dort, wo Verhalten regelmäßig getan, sichtbar gemacht und rückgekoppelt wird – nicht dort, wo neue Schlagworte eingeführt werden.

Auch in der Einzelfallarbeit erzeugt »Impathie« wenig zusätzlichen Erklärwert. Was die Praxis braucht, ist keine weitere Großmetapher der Innensicht, sondern die verlässliche Kopplung von drei Fragen: Was spüre ich und was daran ist induziert, nicht originär (Empathie und Ekpathie)? Was ist kontrollierbar, beeinflussbar und hinzunehmen (positives Reframing)? Welche Entscheidung wahrt Beziehung, ohne Auftrag und Rolle zu verraten (Integration)? Diese kognitive Oberfläche erzwingt Reihenfolge und schützt vor zwei typischen Fehlformen einer ungerichteten »Selbsteinfühlung«: vor Selbstverschonung (Affekt ersetzt Kriterium) und vor Selbstübernahme (Fremdaffekt wird zur eigenen Pflicht). Die Trias hält den Takt: erst Daten, dann Dämme, dann Deutung.

Schließlich reduziert der Verzicht auf »Impathie« den theoretischen Ballast. Konstrukt-Proliferation – immer neue Begriffe für bereits abgedeckte Funktionen – führt in Organisationen zu Trainingsmüdigkeit und Zynismus. Mein Vorschlag ist gezielt knapp: drei Regler, drei Routinen, drei Messpunkte. Empathie liefert belastbares Material, Ekpathie schützt die Verarbeitungsstrecke und positive Indifferenz produziert tragfähige Urteile. Wer diese Reihenfolge beherrscht, hat die intendierten Effekte von »Impathie« bereits realisiert: ohne Begriffsnebel, dafür mit Prozessklarheit und Outcome-Kontrolle.

5.2 Entwicklung situativer Diagnosekompetenz: wann was?

Situative Diagnosekompetenz ist die Fähigkeit, im Verlauf einer Interaktion in Echtzeit zu bestimmen, welches Regelelement (Empathie, Ekpathie oder positive Indifferenz) vorrangig einzusetzen ist und in welcher Dosierung. Sie ist keine Charaktereigenschaft, sondern eine verlässliche Prozesskompetenz: wahrnehmen, benennen, entscheiden. Ihr Zweck ist nüchtern: Affektinformation nutzbar machen, ohne Urteilsfähigkeit zu verlieren.

Drei Leitfragen genügen als Heuristik, wenn sie konsequent angewandt und trainiert werden:

- Fehlt Nähe? Dann erhöhen Sie die Empathie – zuerst kognitiv (Perspektivübernahme, Bedeutungsrekonstruktion) und affektiv dosiert (resonante Signale ohne Übernahme).
- Droht Übernahme? Dann aktivieren Sie Ekpathie: Grenze markieren, Auftrag und Rolle sprachlich fixieren, Affekt mit angekündigter Rückkehr »parken«.
- Ist die Lage affektiv überhitzt oder diffus? Dann stellen Sie positive Indifferenz her: kurze Distanzierung, Reframing auf Ziele und Kriterien, Priorisierung der nächsten Handlungsschritte.

Diese drei Fragen ordnen die Interaktion, indem sie Affektimpulse von Urteilsgewicht entkoppeln und dadurch das »Rauschen« in Entscheidungen senken.

Maßgeblich ist dabei die grundlegende Taktung. Professionelle Diagnostik entfaltet sich im Gespräch in drei Zeitfenstern, die nicht additiv, sondern funktional gekoppelt sind. Im ersten Fenster genügen Sekunden, um automatische Reaktionen zu unterbrechen und das System von Reiz auf Maß umzuschalten. Diese Unterbrechung ist mikroskopisch: ein kurzer Marker (»einen Moment, ich präzisiere«), ein bewusster Atemzug, ein Blickwechsel weg von der Person hin zum Notizfeld, ein metakommunikatives Label (»ich höre Ärger und Sorge«). Der Effekt ist doppelt. Zum einen wird die Affektspur sichtbar gemacht, ohne sie zu pathologisieren, zum anderen entsteht eine minimale Distanz, in der Selbst und Fremd sauber getrennt werden können. In neurokognitiver Sprache wird das Salienzsignal bestätigt, während präfrontale Kontrollprozesse anspringen. In interaktionaler Sprache wird das Gespräch aus der Impulsreaktion in die Regelung überführt. Diese Sekunden entscheiden, ob das Folgende Datenarbeit wird oder Affektaustausch bleibt.

Im zweiten Fenster sind Minuten nötig, und zwar für begriffliche Neuordnung. Hier werden die Rohsignale präzise paraphrasiert, ohne zu polieren, Hypothesen werden als Hypothesen markiert, nicht als Tatsachen, und das Reframing verschiebt die Perspektive vom Problem (Vergangenheit, Zuschreibung) zur Aufgabe (Gegenwart, Handlung). Eine saubere Paraphrase fixiert die semantische Kernaussage des Gegenübers in einem Satz; die Hypothesenmarkierung (»eine Lesart könnte sein …«) verhindert, dass Interpretation als Diagnose missverstanden wird. Das Reframing ordnet die Lage entlang des bekannten Dreitakts: Was ist kontrollierbar, was beeinflussbar, was hinzunehmen? Diese begriffliche Neuordnung reduziert Affektlast, weil Unschärfen und Doppelbindungen aufgelöst werden, und sie erhöht gleichzeitig die Informationsdichte, weil irrelevante Elemente abfallen. Teams mit psychologischer Sicherheit können diese Schleife kollektiv fahren, weil Signale offen geteilt, Grenzziehungen nicht personalisiert und Priorisierungen akzeptiert werden, ohne sie als Verlust an Status oder Gesicht zu deuten. Die soziale Nebenwirkung ist bedeutsam: Wo Widerspruch nicht sanktioniert wird, wird die Paraphrase schärfer, wo Grenzen legitim sind, werden Hypothesen ehrlicher, und wo Priorisierung der Normalfall ist, verliert das Reframing seinen moralischen Beigeschmack.

Das dritte Fenster ist zeitnah und deshalb zeitkritisch: die begründete Entscheidung. Die Leitfrage lautet hier nicht: »Was wäre ideal?«, sondern: »Was ist jetzt der kleinste wirksame Schritt, der entweder Nähe herstellt, Grenze zieht oder Abkühlung erzeugt?« Die Entscheidung ist klein, aber explizit, und sie wird mit einem Commit-Satz fixiert: »Ich entscheide X, weil Y, und wir überprüfen Z am T.« Dieser Satz koppelt Handlung, Begründung und Lernschleife. Ohne Begründung ist die Entscheidung willkürlich, ohne Review ist sie starr und ohne Zeitpunkt diffundiert sie. Der mikroökonomische Nutzen liegt auf der Hand: Benennungen reduzieren Ambiguität, Reframings reduzieren affektive Last und Priorisierungen reduzieren Entscheidungsaufschub. Die Summe daraus ist ein robuster Abfall von Fehlurteilen bei unscharfer Lage. In der Bilanz sinken Verzögerungskosten, Rework-Quoten fallen und die Beziehung bleibt tragfähig, weil Validierung, Grenze und Urteil in einem Takt verbunden sind.

Diese *Dreitakt-Struktur* ist skalierbar. Auf der Einzelebene wird sie zum persönlichen Handwerkszeug: Sekunden für die Unterbrechung, Minuten für die Ordnung, sofort für den kleinsten Schritt. Auf Teamebene wird sie zum Gesprächsstandard: kurze Validierung zu Beginn, ein gemeinsames Zwei-mal-Zwei für die Lage, ein dokumentierter Commit mit Review. Auf Organisationsebene wird sie zum Prozessmuster: Rituale der Paraphrase und Hypothesenmarkierung in kritischen Sitzungen, Pflicht-Reframings vor Priorisierungen, Decision-Logs mit Begründung und Termin. Überall gilt derselbe mechanische Kern: erst Daten, dann Dämme, dann Deutung. Wer diesen Takt einhält, entkoppelt die Qualität von Entscheidungen von der Tagesform der Beteiligten. Die Folge ist eine Funktionsruhe, die nicht durch »Weniger-Fühlen«, sondern durch »Besser-Ordnen« entsteht – ein nüchterner, replizierbarer Rhythmus, der unter Druck hält, was er verspricht: Anschlussfähigkeit ohne Übernahme, Klarheit ohne Kälte, Entscheidung ohne Theater.

Die Diagnose beginnt mit Signaldisziplin. Gemeint ist die Fähigkeit, in Echtzeit zwischen relevanten und irrelevanten Reizen zu unterscheiden und aus affektiven Oberflächenpräsenzen belastbare Hinweise für die Prozessführung zu extrahieren. Drei Basissignale tragen die Hauptlast: Beziehungsrauschen,

Übernahmedruck und Affektdunst. Sie markieren keine Charaktere, sondern Zustände. Wer sie präzise liest, gewinnt Daten, wer sie ignoriert, verliert Takt, Entscheidungsqualität und Beziehungskapital.

Beziehungsrauschen ist das leise Knistern zwischen Personen, das Inhalte entwertet, ohne offen zu eskalieren. Man erkennt es an stockenden Antworten, an der Flucht in Fach- und Regelsprechen, an abwehrender Ironie. Es ist ein Distanzsignal, kein Denkfehler. Die Versuchung besteht darin, sofort »wärmer« zu werden: großzügige Zustimmung, empathische Gesten, längere Small-Talk-Schleifen. Das verstärkt paradox den Effekt: Wärme ohne semantische Passung klingt wie Strategie und wird als Beeinflussungsversuch gelesen. Wirksam ist kognitive Empathie: die präzise Rekonstruktion der Logik und Relevanzen des Gegenübers, in dessen Rolle und mit dessen Risiken. Ein einziger, sauberer Spiegel – »Wenn ich Ihre Lage aus Ihrer Rolle lese, dann sind X und Y die kritischen Punkte, weil Z fix ist« – stellt Anschluss her, ohne die Grenze zu verwischen. Erst wenn die Passung bestätigt ist, wird affektive Wärme dosiert ergänzt: ein Satz der Validierung, kein Gefühlsteppich. Die Reihenfolge ist entscheidend. Zuerst semantische Präzision, dann emotionale Zugänglichkeit. So wird aus Rauschen Information und aus Abwehr Kooperationsbereitschaft.

Übernahmedruck ist der physiologische Sog, in dem fremde Dringlichkeit zur eigenen wird. Man spürt Körperanspannung, beschleunigte Sprache, das leise Auftreten diffuser Schuldimpulse: »Ich sollte jetzt …«, »Ich darf nicht …«. Dieses Muster zeigt keine »Empathiefähigkeit«, sondern Grenzerosion. Hier setzt Ekpathie als Grenztechnik an. Sie markiert Rolle, Auftrag und Zeitrahmen explizit, nicht als Abwehr, sondern als Strukturangebot: »Mein Auftrag hier ist A, dafür trage ich Verantwortung. B liegt außerhalb und wird über C entschieden.« Der Affekt wird anerkannt, aber als »geparkt« deklariert – mit Rückkehrpunkt. Das Paradox lautet: Nähe wächst, wenn die Grenze klar ist, denn Übernahmedruck entsteht vor allem im Vakuum ungeklärter Zuständigkeiten. Sobald die Zuständigkeit sprachlich fixiert ist, sinkt der Sog. Präzision ersetzt Schuld und Handlungsfähigkeit kehrt zurück. Entscheidend ist die Tonalität: Grenzsprache ohne Bindungsangebot kippt in Verhärtung und Bindungsangebot ohne Grenzsprache in Rettungsdynamik. Professionell ist die Kopplung beider Elemente im selben Atemzug.

Affektdunst ist das Phänomen hoher Erregung bei geringer Traktion. Viele Themen, eskalierende Adjektive, aber kein Halt. Inhalte werden ausfransend, Prioritäten verwaschen, Entscheidungen wandern. Hier entsteht der Eindruck, »alles hängt mit allem zusammen«, während in Wahrheit nichts hinreichend geklärt ist, um entschieden zu werden. Positive Indifferenz erzeugt die notwendige Betriebspause. Sie wechselt gezielt in die Beobachtungsposition, senkt die affektive Lautstärke und setzt Reappraisal an: »Woran messen wir, dass das Problem gelöst ist?« Aus dieser Leitfrage entsteht eine kurze Kriterienliste, keine Essayform: zwei bis fünf überprüfbare Merkmale, die den Zielzustand markieren. Erst wenn die Kriterien stehen, wird entschieden. So verwandelt sich Dunst in Maß. Wichtig ist, dass diese Pause nicht als Rückzug missverstanden wird. Sie ist kein Abbruch der Beziehung, sondern die Rettung ihrer Funktionsfähigkeit: Distanz, um Urteil zu ermöglichen.

Damit Diagnosen tragfähig werden, braucht es Messpunkte.

In der Interaktion markiert sich Empathiequalität an Verstehenspräzision, nicht an der Wärmemenge. Ein präziser Satz, der die Rollendilemmata des Gegenübers korrekt abbildet, ist valider als fünf Sätze Trost. Ekpathiequalität zeigt sich an sauberer Rollensprache, nicht an Härte. Wer Zuständigkeit, Nicht-Zuständigkeit und zeitliches Vorgehen in einem Atemzug fixiert, schafft Vertrauen – auch dann, wenn er »Nein« sagt. Qualität positiver Indifferenz bemisst sich schlussendlich an der Klarheit der Kriterien, nicht an der Abkühlung der Beziehung. Wenn nach einer kurzen Betriebspause die Messpunkte stehen und die nächsten Schritte daran gebunden werden, hat Indifferenz ihre Aufgabe erfüllt. Abkühlung ohne Reframing ist Entzug und Reframing ohne Kriterien ist Kosmetik.

Diagnosen scheitern typischerweise an drei Fehlformen.

- Auf der Empathieseite heißt der Irrtum *Harmonisierung:* zu frühe Affektspiegelung ohne semantische Passung. Das erzeugt Nähegeräusche statt Anschluss. Das Korrektiv lautet: Hypothesen markieren, nicht unterstellen – »Ich lese X und Y, stimmt das so?« – und erst nach Bestätigung validieren.
- Auf der Ekpathieseite heißt der Irrtum *Verhärtung:* Grenzsprache ohne Bindungsangebot. Das wird als Macht gelesen und schließt Kooperation. Das Korrektiv ist die Doppelformel: Grenze und Verlässlichkeit im selben Satz – »Ich entscheide innerhalb meiner Rolle jetzt Y und ich bleibe in Kontakt bis Z.«
- Auf der Indifferenzseite heißt der Irrtum *Entzug:* Distanz ohne Reframing. Das beruhigt kurzfristig, lässt aber Leere zurück. Das Korrektiv ist der Rückkehrpunkt mit Bewertungsraster – »Wir kühlen ab, ordnen und kommen um 14.30 Uhr mit drei Kriterien und einer Entscheidung zurück.«

Professionell wird die Praxis, wenn jedes Korrektiv bereits ein *Bindungsangebot* enthält. Empathie wird an den Auftrag rückgebunden: »Verstehe ich richtig, dass … und dass für Sie X entscheidend ist, damit wir A verantwortet lösen?« So wird Verstehen zur Ressource, nicht zur Geste. Ekpathie wird mit Verlässlichkeit gekoppelt: »Ich bleibe erreichbar und entscheide jetzt Y innerhalb meiner Zuständigkeit. Für B organisiere ich bis T eine Entscheidung über C.« So wird Grenze zur Sicherheit, nicht zur Barriere. Positive Indifferenz wird mit Rückkehr und Messpunkten vergemeinschaftet: »Wir ordnen zehn Minuten, wir kommen um 14:.30 Uhr mit Kriterien und einem Vorschlag zurück und wir überprüfen in 48 Stunden die Wirkung.« So wird Distanz zur gemeinsamen Methode, nicht zur Kälte.

Signaldisziplin ist damit weniger Sensibilität als Struktur. Sie zwingt dazu, den Affekt als Datenquelle und nicht als Imperativ zu behandeln. Sie erzwingt die Reihenfolge, in der Beziehung, Klarheit und Entscheidung nebeneinander Platz finden: erst das korrekte Lesen (Beziehungsrauschen in Bedeutung übersetzen), dann die tragfähige Grenze (Übernahmedruck in Zuständigkeit überführen), dann die geordnete Deutung (Affektdunst in Kriterien und Entscheidung verwandeln). Wer so diagnostiziert, verkürzt den Weg zur Handlung, ohne Menschen »abzuschalten«. Und genau darum geht es: nicht weniger fühlen, sondern besser ordnen – im Takt, unter Last, mit Wirkung.

Auf Teamebene verlangt situative Diagnosekompetenz gemeinsame Sprachmarker und Rituale. Kurze Metasignale (»rot« für Überhitzung, »Glas« für Grenzbedarf, »Zoom« für Perspektivwechsel) beschleunigen die Zuordnung des Reglers, ohne Gesichtsverlust zu erzeugen. Paraphrase- und Hypothesen-Formeln (»ich biete eine Lesart an ...«, »prüfen wir kurz eine Gegenthese ...«) verhindern Personalisierung. Timeboxing sichert Taktung und Check-out-Sätze verhindern Restaffekte. Wo diese Praktiken verlässlich etabliert sind, zeigen sich die in der Literatur beschriebenen Effekte psychologischer Sicherheit: mehr Voice, schnellere Fehlerkorrektur, weniger Eskalationen, und zwar nicht wegen »Nettigkeit«, sondern wegen klarer Grenz- und Prioritätensprache (Edmondson 2019, S. 44–47).

Die Ausbildung der Diagnosekompetenz folgt einer einfachen Lernkurve: Detektion, Dekodierung, Dosierung. Detektion trainiert Aufmerksamkeitswechsel von Inhalts- auf Prozesssignale: Was verändert sich im Tempo, in der Tonalität, in der Körperhaltung? Dekodierung trainiert die Zuordnung zu Reglern:

- Beziehungslücke ▸ Empathie
- Grenzerosion ▸ Ekpathie
- Überhitzung/Diffusion ▸ positive Indifferenz

Dosierung trainiert die Intensität und Reihenfolge: kognitiv vor affektiv, Grenze vor Trost, Kriterien vor Lösung. In hochbelasteten Konstellationen bewährt sich eine Standardsequenz: minimaler Empathie-Bridge-Satz zur Bindung, sofortige ekpathische Rollensetzung, anschließend indifferentes Reframing auf Kriterien – und erst dann die inhaltliche Lösung. So bleiben Nähe, Integrität und Klarheit in derselben Minute verfügbar.

Diagnosekompetenz kann und muss evaluiert werden. Drei robuste Indikatoren genügen im Alltag.

1. Latenz bis zur Klärung: Wie viele Minuten vergehen vom ersten Störsignal bis zur benannten Regelwahl?
2. Entscheidungsdichte: Wie viele begründete Mikroentscheidungen pro Stunde werden gefällt, ohne dass die Beziehung leidet?
3. Rücklauf an Restaffekten: Wie viel Affekt »bleibt im Raum« nach der Entscheidung, messbar an Nachläufen, E-Mails und Nebenkanalgesprächen?

Verbesserungen in allen drei Indikatoren sind die praktische Signatur, dass die Heuristik wirkt und die Kopplung von Empathie, Ekpathie und positiver Indifferenz das System entlastet.

Die Grenze der Diagnose liegt dort, wo Rollen unklar, Ziele widersprüchlich und Ressourcen ungenannt bleiben. Wo niemand sagt, wer entscheidet, wozu entschieden wird und womit gearbeitet werden darf, degeneriert jede Analyse zur Psychologie der Lücke. Keine Affekttechnik ersetzt einen strukturellen Auftrag. Empathie kann fehlende Rollenklarheit nicht kompensieren, Ekpathie kein fehlendes Mandat und positive Indifferenz keine nicht vorhandenen Ressourcen. Doch genau hier liegt ihr pragmatischer Wert: Sie schafft einen temporären Urteilsspielraum, bis Struktur nachgezogen ist. Dieser Raum ist kein Ersatz, sondern eine Brücke – er senkt Rauschen, hält Beziehung funktionsfähig und verhindert, dass affektive Dringlichkeiten das spärliche Entscheidungsproprietat übertönen. Unter Unsicherheit besteht gute Führung nicht im heroischen Entschluss, sondern in der kontrollierten Entkopplung: Affektintensität wird von Urteilsgewicht getrennt, damit knappe Fakten nicht in lauten Gefühlen untergehen.

Die Heuristik der drei Fragen ist in dieser Lage mehr als eine Gesprächstechnik. Sie ist ein minimalistischer Regler für Funktionsfähigkeit:

1. Welche Information liefert die Resonanz und was davon ist induziert, nicht originär?
2. Was ist kontrollierbar, beeinflussbar, hinzunehmen?
3. Welche Entscheidung wahrt Beziehung, ohne Auftrag und Rolle zu verraten?

Diese Sequenz moralisiert nicht, sie kalibriert. Sie erzeugt die seltene Kopplung aus Nähe (Validierung der subjektiven Realität), Grenze (Selbst-Fremd- und Rollenmarkierung) und Klarheit (Commit mit Begründung und Review). Der Effekt ist unmittelbar: Konflikte werden de-personalisiert, Prioritäten rücken nach vorn und Entscheidungsverzögerungen verlieren ihren psychologischen Treibstoff.

Wo diese Heuristik systematisch praktiziert wird (kurze Resonanzformel, expliziter Grenz-Cue, Zwei-mal-zwei-Reframing, Commit-Satz) entsteht ein verlässlicher Grundtakt, in dem Strukturlücken benannt und überbrückt werden, ohne dass das System in Zynismus oder Aktionismus kippt.

Führung unter Unsicherheit bedeutet daher, zwei Ebenen parallel zu bedienen.

- Auf der psychologischen Ebene wird Rauschen reduziert: Affektspitzen werden erkannt, sprachlich verortet und vom Entscheidungsstrom entkoppelt. Nähe bleibt, aber sie treibt nicht.
- Auf der strukturellen Ebene werden Default-Regeln etabliert, die die Lücke kurzzeitig schließen: ein Eskalationspfad, ein Entscheidungsfenster und ein minimaler Ressourcenkorridor.

In der Praxis bewährt sich die Formel »provisorisch gültig, explizit revidierbar«: eine Entscheidung auf begrenzten Horizont mit fixem Review-Zeitpunkt, dokumentiert im Decision Log. So wird Würde gewahrt (niemand wird überfahren), Integrität geschützt (niemand wird vereinnahmt) und Lernen erzwungen (niemand bleibt im Provisorium stecken). Psychologische Sicherheit ist hier kein »weiches« Beiwerk, sondern der funktionale Hebel, damit Widersprüche, Unsicherheiten und Fehler früh ohne Sanktionserwartung und ohne Gesichtsverlust artikuliert werden können. Erst diese Bereitwilligkeit, Unklarheit sichtbar zu machen, ermöglicht den Übergang vom provisorischen Urteil zur tragfähigen Struktur (Edmondson 2019, S. 86 f.).

Die Fehlformen zeigen, warum Kalibrierung der bessere Weg ist als Moral. Wer moralisiert (»zu wenig Empathie«, »zu harte Grenzen«, »zu kalt entschieden«), vertauscht Beschreibung mit Bewertung und erhöht die Affektlage, die er zu senken vorgibt.

Wer kalibriert, hält die Sequenz: validieren, begrenzen, priorisieren. Typische Engstellen lösen sich damit auf: Das »Helferzittern« (sofort entlasten wollen) weicht einer klaren Zuordnung von Kontrolle/Einfluss/Hinzunehmen, der »Technikreflex« (sofort strukturalisieren) wird durch eine kurze Resonanzphase abgefedert, damit das Material stimmt, und die »Pseudorationalität« (saubere Formeln auf dünner Datenlage) wird durch ein explizites Review domestiziert. In Summe entsteht das, was unter Unsicherheit zählt: eine belastbare, überprüfbare Entscheidungsroutine, die Menschen nahe hält und Urteile kühl genug, um zu tragen.

Darum ist das Regulierungsdreieck in seiner operativen Form eine Betriebslogik: Es ersetzt keine Organisation, aber es hält sie arbeitsfähig, wenn Organisation fehlt. Es zwingt Führung, nicht lauter zu fühlen, sondern besser zu ordnen, und nicht schneller zu handeln, sondern passender zu takten. Solange Rollen, Ziele und Ressourcen reifen, schafft die Trias jene innere Infrastruktur, in der Beziehung nicht gegen Klarheit ausgespielt wird und Klarheit nicht gegen Menschlichkeit. Genau das ist professionelle Souveränität unter Unsicherheit: Nähe ohne Verschmelzung, Grenze ohne Kälte, Entscheidung ohne Pose – und das Ganze in einem Takt, der kurz genug ist, um Wirklichkeit einzuholen.

5.3 Psychologische Modelle der Selbstführung: Anschluss und Übersetzung

Das Regulierungsdreieck (Empathie, Ekpathie und positive Indifferenz) gewinnt dann operative Präzision, wenn es an etablierte Modelle der Motivations-, Affekt- und Emotionsregulationsforschung angeschlossen wird. Zwei Linien sind besonders tragfähig:

- die Selbstbestimmungstheorie (SDT) als Motivationsrahmen und
- die Affektlogik (nach Ciompi) als Semantikrahmen,
- ergänzt durch das Prozessmodell der Emotionsregulation (nach Gross) als technische Eingriffslehre.

Der Anschluss ist nicht dekorativ, sondern funktional: Er übersetzt eine relationale Haltung (Empathie), eine Grenztechnik (Ekpathie) und eine metakognitive Disposition (positive Indifferenz) in trainierbare, überprüfbare Selbstführungspraktiken.

Aus Sicht der SDT bilden Autonomie, Kompetenz und soziale Eingebundenheit die psychologischen Nährböden selbstgesteuerter Regulation. Autonomie bedeutet nicht Beliebigkeit, sondern die Erfahrung, Urheber:in der eigenen Handlungen zu sein. Diese Erfahrung ist die Bedingung dafür, dass Ekpathie nicht als Vermeidung, sondern als selbstbestimmte Grenzziehung erlebt wird: Wer sein Handeln als eigenverantwortet erlebt, kann affektive Induktionen zurückweisen, ohne Beziehung abzubrechen (Ryan/Deci 2000, S. 91 f.). Kompetenz beschreibt das subjektive Gefühl, die eigenen Regulierungsmittel wirksam einsetzen zu können. Diese Kompetenzcodierung stützt Reappraisal-Fähigkeiten. Positive Indifferenz wird dann nicht als Kälte etikettiert, sondern als Könnerschaft – eine ruhige, effiziente Form der Affektordnung, die Urteil und

Handlung schützt. Soziale Eingebundenheit schließlich hält die Anschlussfähigkeit intakt: Empathie bleibt relational wirksam, weil die Grenzführung in ein verlässliches Bezugsfeld eingebettet ist. In Summe verhindert SDT, dass das Dreieck normativ missverstanden wird: Empathie ist kein moralischer Zwang, Ekpathie kein Rückzug und positive Indifferenz keine Entfremdung, sondern drei regulative Antworten, deren Qualität von Autonomie-, Kompetenz- und Bindungserleben getragen wird (Ryan/Deci 2000, S. 76–78).

Die Affektlogik erweitert den Motivationsrahmen des Dreiecks um eine präzise Semantik der inneren Bahnung. Affekte sind hier keine Randgeräusche, sondern »Bahnungskräfte«: Sie öffnen, fokussieren und verengen kognitive Pfade und bestimmen, welche Bedeutungen zugänglich werden, welche in den Hintergrund treten und welche gar nicht mehr »aufgehen« (Ciompi 1997, S. 49–56). Funktional ist diese Bahnung, solange Affekte dosiert bleiben. Sie liefern Salienz, verdichten Aufmerksamkeit und beschleunigen die Auswahl. Dysfunktional wird sie, wenn Affekte die Semantik kolonisieren: Ein einzelner Gefühlszustand monopolisiert dann den Bedeutungsraum, Gegenhorizonte verschwinden, Nuancen werden zu Gegensätzen und die Urteilskraft gleitet in monotone Evidenz.

Genau an diesem Punkt setzt das Regulierungsdreieck als Bedeutungstechnik an. Empathie stellt den Kontakt zur affektiven Salienz her (Affekt als Signal, nicht als Befehl). Sie macht sichtbar, was psychisch real ist, ohne es schon zur Bewertungsgrundlage zu erheben. Ekpathie verhindert die semantische Eintrübung durch Übernahme: Induzierte, fremde Affektanteile werden als solche markiert und aus der inneren Grammatik des Urteils herausgehalten. Projektive Identifizierungen bekommen »Grenzen«, die die Bedeutungsbildung reinigen. Positive Indifferenz schließlich konserviert kognitive Beweglichkeit: Sie hält den Bedeutungsraum offen, indem sie Reframing ermöglicht – der Affekt bleibt als Information verfügbar, verengt aber nicht mehr die Auswahl der Rahmen (Ziel, Rolle, Zeitfenster, Systemlogik).

Zusammengefasst: Empathie liefert saliente Daten, Ekpathie stabilisiert die Selbst-Fremd-Differenz gegen semantische Vereinnahmung und positive Indifferenz rekonstruiert alternative Bezugsrahmen, damit ein Urteil nicht nur kohärent, sondern auch kontextangemessen wird.

Diese Architektur wird im Prozessmodell der Emotionsregulation operativ. Hier unterscheidet man Eingriffspunkte vor der Reaktionsentstehung – Situationswahl/-gestaltung, Aufmerksamkeitslenkung, kognitive Neubewertung – und

Eingriffspunkte nach der Reaktionsentstehung – Antwortmodulation (Gross 1998). Angewendet auf das Dreieck ergibt sich eine klare Funktionszuordnung.

Empathie arbeitet »upstream«: situative Feinsteuerung und gelenkte Aufmerksamkeit sorgen dafür, dass relevante Signale erfasst werden, ohne sie zu maximieren – man richtet den Blick, aber man starrt nicht. So entsteht ein sauberer, informationsreicher Inputkanal, der Salienz liefert, ohne Übersteuerung zu produzieren.

- Ekpathie realisiert sich primär als kognitive Neubewertung (Reappraisal): Induzierte Affekte werden als fremde Bestimmungsgründe identifiziert (»das kommt von außen«) und aus der Entscheidungsgrammatik herausgenommen. Sie wechseln in einen beobachtenden Modus, in dem sie benennbar, aber nicht mehr steuernd sind.
- Positive Indifferenz bildet die metakognitive Klammer des gesamten Regelkreises: Sie stabilisiert Reappraisal und macht die Antwortmodulation minimal. Statt Expressivität zu unterdrücken (Suppression), wird die zugrundeliegende Bewertung neu gerahmt. Der Affekt darf bleiben, aber seine semantische Autorität wird relativiert (Gross 1998, S. 281–284).

Das Resultat ist ein geschlossener, eleganter Regelkreis: saliente Erfassung (Empathie), selektive Entkopplung (Ekpathie), gelassene Re-Rahmung (positive Indifferenz).

Die praktische Konsequenz ist dreifach:

1. Diagnose vor Deutung. Man prüft nicht, ob ein Affekt »berechtigt« ist, sondern wo er semantisch wirkt – auf Auswahl (Worauf schaue ich?), auf Gewichtung (Was zähle ich hoch?), auf Ausschluss (Was verschwindet?). Damit wird eine Bahnung sichtbar, ohne sie zu pathologisieren.
2. Grenzen als semantische Hygiene. Ekpathie ist keine Thermikreduzierung, sondern eine Klärung der Quellenlage: Was ist Information über die Situation, was ist Induktion aus dem Gegenüber und was ist Eigenresonanz? Indem Fremdanteile markiert werden, sinkt die Wahrscheinlichkeit, dass sie stillschweigend in Regeln, Zuschreibungen oder »Sachzwänge« übersetzt werden.
3. Reframing als Beweglichkeitsgarantie. Positive Indifferenz setzt Alternativrahmen in Gang: vom Verlust- zum Optionsframe, vom Täter:in-/Opferframe zu Rollen-/Auftragsframes und vom Gegenwartsframe zu Sequenz-/Zeitframes. So wird die kognitive Karte wieder mehrdimensional; die affektive Bahnung bleibt nützlich, aber nicht mehr diktierend.

Diese Logik schützt vor den drei typischen Kollapsen affektiver Semantik. Vor dem Monoframe (»alles ist Bedrohung«), der aus hoher Angst niedrige Varianz erzeugt. Vor der falschen Integration (»ich fühle es, also ist es so«), die Affekt mit Evidenz verwechselt. Und vor der kalten Dekontextualisierung (»nur Fakten zählen«), die Affektinformation ausblendet und dadurch relevante Signale verliert. Das Dreieck hält die Mitte: Empathie sichert Signal, Ekpathie sichert Quelle und Indifferenz sichert Auswahl. In dieser Reihenfolge entsteht eine Urteilsfähigkeit, die nicht gegen das Gefühl arbeitet, sondern mit dem Gefühl – geordnet, dosiert, funktionsfähig.

Der Vorteil dieser Übersetzung ist doppelt und er ist operativ. Erstens wird die Lernbarkeit sichtbar. Autonomie ist kein Charakterideal, sondern eine Funktion aus Gestaltungsspielraum und Selbstbindung: Wer seine Aufgabe und Rolle präzise fasst und daraus Handlungsgrenzen ableitet, erhöht die gefühlte und faktische Wahlfreiheit, ohne in Beliebigkeit zu rutschen. In der Praxis bedeutet das, Entscheidungsfenster zu definieren, Eskalationspfade zu klären und Commit-Sätze zu institutionalisieren. So entsteht das, was Selbstbestimmungstheorie als internalisierte Selbstregulation beschreibt: eine stabile Kopplung von Zielklarheit und eigenem Wollen, die weder äußeren Druck kopiert noch in Widerstand erstarrt. Kompetenz wird durch Drill aufgebaut, nicht durch Appell. Reappraisal-Übungen in kurzer, hoher Frequenz trainieren die Fähigkeit, Bewertungen zu verschieben, ohne Information zu verlieren. Distanzierungs-Prompts (»dritte Person«, Atem-Reset, zeitliche Perspektive) senken die affektive Lautstärke und halten präfrontale Ressourcen verfügbar. Systematische Feedbackschleifen – Review-Zeitpunkte, Decision Logs, kurze Nachkalibrierungen – liefern die Daten, die Lernen vom Eindruck entkoppeln. Eingebundenheit entsteht schließlich nicht durch diffuse Harmonie, sondern durch verlässliche Teamrituale, die Grenzkommunikation nicht moralisieren, sondern normieren: Validierung zu Beginn, Parken in der Mitte, explizite Rückkehrpunkte am Ende. So wird Zugehörigkeit zur Strukturfrage – berechenbar, belastbar, wiederholbar.

Zweitens wird die Diagnostik trennscharf. Wenn Affekte die Semantik verengen, liegt die Intervention nicht im »mehr Fühlen« oder »weniger Fühlen«, sondern im Strukturieren der affektiven Bahnung. Empathie wird präzisiert, indem drei Fragen beantwortet werden: Welches Signal liegt tatsächlich vor? Wessen Signal ist es – originär oder induziert? Wofür ist es in dieser Entscheidung relevant? Diese Präzisierung verwandelt Resonanz in Information und verhindert, dass Stimmung zum Taktgeber wird. Ekpathie wird aktiviert, indem Fremdanteile bewusst entkoppelt werden: die klare Markierung von Selbst und Fremd, die Benennung induzierter Impulse (»das kommt gerade von außen«) sowie die Rückführung auf Rollen- und Auftragskriterien. Dadurch verliert der Affekt seine Steuerkraft, ohne dass die Beziehung verliert. Positive Indifferenz wird kultiviert, indem Ziel- und Rollenreframing kognitive Beweglichkeit wiederherstellen: Fakt und Deutung trennen, nach kontrollierbar, beeinflussbar und hinzunehmen ordnen sowie Verlustframes in Optionsframes übersetzen. Die Entscheidung wird dadurch nicht kälter, sondern tragfähiger: Sie nutzt affektive Signale als Daten, ohne ihnen zu gehorchen (Gross 1998, S. 288 f.).

In dieser Logik sind Motivation, Affekt und Kognition keine getrennten Sphären, sondern eine gekoppelte Regelarchitektur.

Autonomie liefert die Energie der Selbstbindung, Kompetenz stellt die Werkzeuge bereit, um Affekt in Information zu übersetzen, und Eingebundenheit stabilisiert den Rahmen, in dem diese Übersetzung kollektiv getragen wird. Das Regulierungsdreieck (Empathie, Ekpathie, positive Indifferenz) bildet den operativen Kern dieser Architektur: Empathie öffnet den Kanal, Ekpathie schützt die Verarbeitungsstrecke, positive Indifferenz liefert die Ausgabe in Form eines klaren, überprüfbaren Entscheids. Trainiert werden muss daher nicht »die Persönlichkeit«, sondern die Taktung der Schleifen: kurze Resonanz, sofortige Grenze, zeitnahes Reframing – in Sekunden bis wenigen Minuten. Erst wenn diese Schleifen zur Gewohnheit geworden sind, funktioniert Selbstführung unter Druck zuverlässig. Dann zeigt die Organisation, was Reife in diesem Modell bedeutet: weniger Reiz, mehr Maß – und zwar reproduzierbar, nicht zufällig.

Zusammengefasst liefert die Selbstbestimmungstheorie den motivationalen Nährboden, die Affektlogik die semantische Mechanik und das Gross-Modell die technischen Eingriffspunkte. Das Regulierungsdreieck fügt sich in diese Architektur ein: Empathie stellt Relevanz her, Ekpathie schützt Integrität und positive Indifferenz bewahrt Entscheidungsfreiheit. Entscheidend ist, dass damit aus drei Beschreibungen drei Stellhebel werden – präzise adressierbar im Individuum, im Team und in der Organisation.

Auf der motivationalen Grundlinie beschreibt SDT, dass Verhalten dann tragfähig wird, wenn die drei Basisbedürfnisse nach Autonomie, Kompetenz und sozialer Eingebundenheit hinreichend bedient sind. Empathie liefert hier die Anschlussenergie: Sie stellt Eingebundenheit her, indem sie die subjektive Relevanzlage des Gegenübers genau erfasst und spiegelt. Ekpathie stabilisiert Autonomie: Sie markiert Selbst und Fremd als Grenze der Zuständigkeit und verhindert, dass fremde Dringlichkeit die eigenen Ziele okkupiert. Positive Indifferenz unterstützt Kompetenz im engeren Sinne: Sie hält die Bewertungsfunktion frei von affektiver Übersteuerung und erhöht die Wahrscheinlichkeit, dass Können im Moment der Entscheidung tatsächlich verfügbar ist. In dieser Kopplung wird SDT vom allgemeinen Motivationsrahmen zur operativen Diagnostik: Wenn Einbrüche in Motivation auftreten, lässt sich systematisch prüfen, welche Trias-Komponente welches Grundbedürfnis stützt oder schwächt. Zu wenig Empathie senkt Zugehörigkeit, zu wenig Ekpathie unterminiert Autonomie, zu wenig Indifferenz lässt Kompetenz in Affektstürmen kollabieren (Ryan/Deci 2017, S. 3–6).

Die Affektlogik erklärt, warum dieser Unterbau überhaupt nötig ist. Gefühle sind nicht bloß »Begleitmusik«, sondern tragen Bedeutungsangebote und Handlungsimpulse in sich. Sie strukturieren –oft vorbewusst – Semantik und Auswahl dessen, was als relevant gilt. Empathie nutzt diese Mechanik, indem sie die affektiven Marker des Gegenübers als Datenspur liest, nicht als Imperativ. Ekpathie setzt dort an, wo Affektlogik zur Induktion wird: Sie identifiziert fremdgenerierte Affekte im eigenen System, benennt sie und verhindert die semantische Verwechslung (»dein Affekt, meine Entscheidung«). Positive Indifferenz schaltet schließlich von affektiv getriebener Semantik auf begründete Kontextualisierung um: Reappraisal verwandelt »sofortige Gefahr« in »konkrete Randbedingung«, Verlustrahmen in Optionsrahmen, moralische Totalurteile in überprüfbare Annahmen (Ciompi 1997, S. 45–52; Frijda 1986, S. 69–75). So bleibt der Affekt als Information nutzbar, ohne dass er zur Bedeutungshoheit wird.

Dieses Modell macht die Eingriffe handhabbar, weil es die Phasen der Emotionsregulation klar trennt: Situationsauswahl und -modifikation, Aufmerksamkeitslenkung, kognitive Neubewertung und – ganz zuletzt –Reaktionsmodulation. Empathie verbessert die Situationsdiagnostik und die Aufmerksamkeitslenkung, indem sie feiner zwischen Signal und Induktion unterscheidet. Ekpathie ist die »Modifikation« im sozialen Sinne: Sie installiert Grenz- und Zeitcontainer, die aus einer rohen Affektlage eine bearbeitbare Situation machen. Positive Indifferenz ist das kognitive Reframing im Zentrum des Modells – die systematische Neubewertung, welche die Lautstärke der Amygdala dämpft und präfrontale Kontrolle stärkt. Reaktionsmodulation wird so zur Ausnahme, nicht zur Dauerstrategie (Ochsner/Gross 2005). In der Zusammenschau entstehen konkrete Stellhebel: Wer im Dreieck trainiert, arbeitet früh im Prozess (Aufmerksamkeit, Neubewertung) statt spät (Unterdrückung) und erhöht damit Effizienz und Nachhaltigkeit der Regulation.

Der operative Gewinn liegt darin, dass jede Komponente der Trias an spezifische Hebel geknüpft werden kann. Beim Individuum bedeutet Empathie das Training präziser Paraphrase und Hypothesenmarkierung, Ekpathie die Etablierung einer klaren Rollensprache und die Benennung induzierter Affekte und positive Indifferenz die Routine kurzer Distanzierungs- und Reframing-Sequenzen vor Entscheidungen. Das Resultat sind schnellere Commit-Sätze bei konstanter Beziehungsqualität – nicht, weil weniger gefühlt, sondern weil besser sortiert wird. Im Team übersetzt sich dasselbe Muster in Artefakte: Emotions-Debriefings am Ende kritischer Sprints (Empathie), »Parkplatz« und

Eskalationspfade für heikle Themen (Ekpathie) und Zwei-mal-zwei-Reframings vor Priorisierungsentscheidungen (positive Indifferenz). Die Effekte sind in Voice-Raten, Fehlermeldungen und Durchlaufzeiten sichtbar, weil Affektinformation in Struktur überführt wird. Auf Organisationsebene schließlich werden die drei Hebel zur Kulturtechnik: Rekrutierung und Entwicklung fördern kalibrierte Empathie als Kommunikationsstandard, Führungsleitfäden normieren Grenz-Cues und Zuständigkeitsklarheit, Entscheidungs-Logs erzwingen Reframing sowie Review – und machen damit Lernschleifen messbar.

So entsteht eine durchgängige Linie: Motivation liefert die Energie, Affekt definiert die Bedeutungslandkarte, Regulation gestaltet den Pfad von Reiz zu Entscheidung. Das Regulierungsdreieck verbindet diese Schichten so, dass sie ein belastbares Betriebssystem bilden. Empathie sorgt dafür, dass nichts Wichtiges übersehen wird, Ekpathie dafür, dass nichts Unsachliches hineinläuft, positive Indifferenz dafür, dass aus beidem ein Urteil wird, das trägt. Der Rest ist Taktung: erst Resonanz, sofort Grenze, zeitnah Reframing. Wo diese Reihenfolge zur Gewohnheit wird, sinken Störgeräusche, steigen Taktfestigkeit und Qualität. Genau dort wird Selbstführung von einer schönen Idee zu einer funktionierenden Infrastruktur.

5.4 Übungen zur Reflexion: persönliches Profil der emotionalen Regulation

Selbstführung bleibt Rhetorik, solange sie nicht in kleine, wiederholbare Routinen übersetzt wird. Die folgenden Formate sind präzise, kurz und diagnosefähig. Sie erhöhen die Qualität der Wahrnehmung, dämpfen unproduktive Affektübernahme und verkürzen den Weg zur Entscheidung – ohne Pathos, ohne Ritualballast. Jede Übung enthält Ziel, Durchführung, Qualitätsindikatoren, typische Fehler und Varianten für unterschiedliche Rollen.

Übung 1: Resonanz-Audit (Empathie-Kalibrierung, 5 Minuten)

Ziel: Das Resonanz-Audit ist die kleinste funktionsfähige Einheit, um Empathie von einem unscharfen Mitgehen in eine präzise, steuerbare Wahrnehmungstechnik zu überführen. Ziel ist nicht, weniger zu fühlen, sondern affektive Aufnahme systematisch in kognitive Information zu übersetzen und dabei den Unterschied zwischen Signal (das, was die Situation tatsächlich trägt) und Induktion (das, was in mir ausgelöst wurde) sauber zu markieren. Auf dieser Trennung beruht der zentrale Effekt:

empathic concern bleibt erhalten, *personal distress* wird verhindert (Batson/Fultz/Schoenrade 1987, S. 19f.). Empathie liefert weiter Nähe und Daten, sie verliert lediglich ihre Tendenz, das eigene System zu überfluten.

Durchführung: Die Durchführung dieser Übung ist absichtlich minimalistisch, damit sie nach anspruchsvollen Interaktionen sofort einsetzbar bleibt. Direkt nach dem Gespräch werden drei Sätze notiert – nicht mehr, nicht weniger:

1. *Welche Signale waren tatsächlich wahrnehmbar?* Gemeint sind beobachtbare Marker: inhaltliche Fixpunkte, wiederkehrende Schlüsselwörter, Wechsel in der Stimme, kleine Körpersignale, Blickverhalten.
2. *Woran waren die Signale erkennbar?* War es der Tonfall, der bei Budgetfragen abfällt? War es die Beschleunigung des Sprechens, sobald Verantwortung adressiert wird? War es das Vermeiden von Blickkontakt bei Terminzusagen? Diese Quellenangabe zwingt zur Sensorik statt zur Projektion.
3. *Was daran war Information, was Induktion?* Das ist die Trennung, die das Audit zur Regelschleife macht. Information bezeichnet die für die Sache relevanten Hinweise (etwa: »Liefertermin bedroht internen Status«), während Induktion das in mir ausgelöste Affektmuster markiert (»plötzliche Dringlichkeit, die nicht aus den Fakten stammt, sondern aus der Angst des Gegenübers«). Am Ende steht ein Kürzel für die nächste Begegnung: »E« (Empathie erhöhen) oder »D« (Distanz erhöhen). Dieses Mikrosignal ist die Dosierentscheidung. Sie übersetzt Wahrnehmung unmittelbar in eine Haltung für das nächste Mal.

Qualitätsindikatoren: Die Qualität eines Resonanz-Audits erkennt man an der Schärfe der Sprache. Gute Einträge sind konkret und nachprüfbar. »Leiser werdende Stimme bei Budgetfragen« ist brauchbar, »unsicher« ist es nicht. »Fixierung auf Risiko und Sicherheit in jedem dritten Satz« ist brauchbar, »ängstlich« ist es nicht. »Meine plötzliche Dringlichkeit kam nicht aus Fakten, sondern aus der Angst des Gegenübers« ist brauchbar, »ich war gestresst« ist es nicht. Jedes E/D-Kürzel ist begründet: »E«, wenn Anschlussfähigkeit fehlt oder Informationslücken bleiben, »D«, wenn Übernahme droht oder das eigene System bereits eine fremde Dringlichkeit zu regulieren beginnt. Das Audit ist damit kein Tagebuch, sondern ein Instrumentencheck: Sind die Sensoren kalibriert? Ist der Damm gesetzt? Ist das nachfolgende Urteil auf belastbarem Material gebaut?

Typische Fehler: Typische Fehler liegen auf drei Ebenen und sind leicht zu korrigieren. Erstens die diffuse Etikettierung: »schlechte Stimmung«, »zickig«, »dominant«. Solche Labels klingen nach Deutung, liefern aber keine Daten. Gegenmittel ist die Rückübersetzung in beobachtbare Marker: Wort, Ton, Körper. Zweitens die retrospektive Rechtfertigung: Einträge, die erklären, warum man selbst richtig lag. Das

Audit ist kein Alibi, sondern ein Sensorikprotokoll. Abhilfe schafft die Regel, jedes Mal mindestens einen Hinweis zu notieren, der der eigenen Hypothese widersprechen könnte. Drittens das Auslassen der E/D-Entscheidung: Wer nicht dosiert, sammelt. Wer sammelt, verschiebt die Entscheidung. Die Korrektur ist trivial und wirksam: Am Ende des Eintrags steht immer »E« oder »D« – mit einem Halbsatz, warum.

Varianten: Die Varianten folgen der Rolle. In der Führung ist zusätzlich ein Satz zur Konsequenz für den Auftrag sinnvoll: »Konsequenz: Entscheidung heute schriftlich fixieren, Review in 48 Stunden.« Damit wird die Wahrnehmung sofort an Verantwortlichkeit gekoppelt. In der Beratung trennt man explizit »Hypothese vs. Evidenz«: »Hypothese: Statusverlust treibt Eskalation; Evidenz: drei Verweise auf ›Ruf‹ und ›Gesicht wahren‹.« So bleibt die Analyse falsifizierbar. In der Pflege ergänzt man körperliche Belastungsmarker des eigenen Systems – Herzfrequenz, Atemtiefe, muskuläre Anspannung –, weil hier die Grenze zwischen professioneller Nähe und Übernahme schnell physiologisch spürbar wird. Diese Selbstdaten sind keine Nabelschau, sondern Frühwarnwerte für Ekpathiebedarf.

Messbar wird der Fortschritt über eine kleine, aber harte Routine: zwei Wochen lang jeden dritten Termin auditieren und die Einträge einmal pro Woche querlesen. Zwei Indikatoren zählen. Erstens die Reduktion der Diskrepanz zwischen wahrgenommenem und anschließend berichtetem Affekt (Selbstbild vs. Fremdbild): Stimmen die Marker, die ich notiere, mit dem überein, was die andere Seite später explizit macht? Zweitens die Begründungsrate der E/D-Entscheidung: Mindestens 80 Prozent der Einträge enthalten eine explizite Warum-Formulierung (»E, weil Anschluss an Ziele unklar blieb«; »D, weil mein Beschwichtigungsimpuls von außen kam«). Wo diese Quote steigt, sinken erfahrungsgemäß Kurzschlussreaktionen und Rework nach Entscheidungen. Das Resonanz-Audit schafft auf diese Weise eine kleine, aber verlässliche Kalibrierschleife: Empathie bleibt Sensorik, Ekpathie wird Damm und positive Indifferenz findet tragfähige Worte. Fünf Minuten reichen, vorausgesetzt, die Sprache bleibt konkret, die Trennung von Signal und Induktion wird ernst genommen und das E/D-Kürzel wird nicht vertagt, sondern gesetzt.

Übung 2: Grenz-Cueing (Ekpathie, 60 Sekunden)

Ziel: Ziel dieses Mikrorituals ist die saubere Trennung von Selbst und Fremd, ohne die Beziehungstemperatur zu senken. Ekpathie wird hier als Metatechnik verstanden: präsent bleiben, Signale präzise aufnehmen, induzierte Affekte jedoch nicht ins eigene Entscheidungssystem übernehmen. Der funktionale Kern lautet:

Aufmerksamkeit ja, Identifikation nein. Die Wirkung entsteht nicht aus Härte, sondern aus geordneter Präsenz. Kurz und regelhaft ausgeführt senkt das Grenz-Cueing die affektive Lautstärke in heiklen Sequenzen, erhöht die Verarbeitungsqualität und schützt vor dem reflexhaften »Reparieren« fremder Emotionen.

Durchführung: Die Durchführung folgt einer klaren Dreiteilung, die insgesamt nicht länger als eine Minute beansprucht, aber den Takt des Gesprächs nachhaltig verändert.

- *Vor dem Gespräch* erfolgt ein leiser Rollensatz, der innerlich oder, je nach Kontext, explizit formuliert wird: »Mein Auftrag hier ist …; ich trage Verantwortung für …; ich bin nicht zuständig für …«. Diese drei Elemente binden die Aufmerksamkeit an Ziel, Rolle und Zuständigkeit. Sie erzeugen keine Distanz aus Kälte, sondern aus Präzision: Der Rahmen verhindert, dass fremde Dringlichkeit das eigene Mandat ausfranst.
- *Während des Gesprächs* wird ein sichtbares »Parken« starker Affekte eingesetzt: »Ich nehme die Wut wahr; ich notiere, wir kommen punktgenau darauf zurück.« Damit werden zwei Dinge gleichzeitig geleistet: Erstens Validierung – das Gefühl wird gesehen und benannt. Zweitens Taktung – der Affekt erhält einen Ort im Ablauf und verliert seine Funktion als Taktgeber.
- *Nach dem Gespräch* schließt die Rückgabe den Regelkreis: »Das Gefühl gehört zu Ihrer Lage – ich bleibe beim Auftrag.« Dieser Satz trennt legitime Betroffenheit von der Entscheidungslogik und verhindert sowohl Verschmelzung als auch moralische Bewertung. Die Rückgabe ist kein Wegschieben, sondern eine saubere De-Integration induzierter Affekte bei fortgesetzter Zuwendung.

Qualitätsindikatoren: Die Qualitätsindikatoren sind streng und leicht prüfbar. Erstens: Spezifität der Rollensätze. »Ich bin hier, um Struktur für die Übergabe zu schaffen«, ist präzise; »Ich möchte unterstützen«, ist Leerformel. Zweitens: Das Parken benennt Affekt, Ort und Zeitpunkt – »wir kehren bei Punkt 5, 14.40 Uhr, zurück« –, statt vage zu vertrösten. Drittens: Die Rückgabe trennt Gefühl und Entscheidung, ohne abzuwerten (»Die Angst ist nachvollziehbar; die Dosierung richtet sich nach Leitlinie X«), und führt sofort zur nächsten sachlichen Handlung. Wo diese drei Marker erfüllt sind, bleibt die Beziehung warm und die Entscheidungsstrecke kühl genug, um tragfähig zu sein.

Typische Fehler: Typische Fehler entstehen aus begrifflicher Verwechslung. Der häufigste Irrtum ist die Gleichsetzung von Grenze und Härte. Härte entzieht Beziehung, Grenze hält Beziehung aus. Man erkennt die Verwechslung an verkürzten Formeln (»Dafür bin ich nicht zuständig.«) ohne Validierung; korrekt ist die Kopplung aus Anerkennung und Taktung (»Ich sehe Ihren Ärger; zuständig bin ich für die

Ressourcenplanung – wir parken die Schuldfrage bis Punkt 5.«). Zweiter Fehler: generische Rollensätze. Unklare Zuständigkeit macht Grenz-Cueing wirkungslos und öffnet Schlupflöcher für Affektinduktion. Dritter Fehler: Parken ohne Rückkehr. Das degradiert das Ritual zur Beruhigungstaktik und zerstört Vertrauen. Vierter Fehler: Rückgabe als moralische Abwertung (»Das ist Ihr Problem.«). Korrekt ist die sachliche Verortung (»Das Gefühl gehört zu Ihrer Lage.«), verbunden mit Auftrag und nächstem Schritt.

Varianten: Kontextvarianten schärfen die Technik, ohne ihren Kern zu verändern. In Führungssituationen wird ein »Entscheidungsfenster« laut markiert (»zehn Minuten Sammeln, fünf Minuten Entscheidung«). Das macht Grenze hörbar, ohne Härte zu senden, und reduziert Verzögerungskosten. In der Beratung bewährt sich ein Auftrags-Refrain im Fünfzehn-Minuten-Takt (»Unser Auftrag heute ist Hypothesen schärfen, nicht lösen.«). Die Wiederholung schützt vor unbewusster Problemübernahme und hält Empathie informationsreich. In der Pflege sind sichtbare Boundary-Cues (Armband, Badge) während medikationskritischer Phasen hilfreich: ein nonverbaler Selbst-Reminder, dass Fürsorge kein Verschmelzen ist. Der Satz: »Ich bin jetzt bei der Dosierung – wir sprechen die Angst im Anschluss an«, kombiniert Containment mit Prozesssicherheit.

Die Messung ist auch hier bewusst minimal gehalten, um die Praxis nicht zu überfrachten und dennoch Lerneffekte sichtbar zu machen. Vor und nach heiklen Gesprächen wird die subjektive Überwältigung auf einer Skala von 0 bis 10 protokolliert. Ziel ist eine mittlere Reduktion um mindestens zwei Punkte bei stabiler Beziehungseinschätzung. Ergänzend lässt sich die Einhaltung der Rückkehrpunkte (»geparkte« Affekte) dokumentieren: eine Quote über 90 Prozent signalisiert, dass Grenze nicht als Vermeidung, sondern als Taktung erlebt wird. Wo diese Kennzahlen erreicht werden, steigt die Taktfestigkeit und das Grenz-Cueing erfüllt seine Funktion: Es macht Nähe möglich, ohne das Selbst zu verlieren, es hält Verantwortung scharf, ohne die Zuwendung zu kühlen, und es verwandelt affektive Induktion in geordnete Information – in Sekunden, nicht Stunden.

Übung 3: Zwei-mal-zwei-Reframing (Positive Indifferenz, 3 Minuten)

Ziel: Das Zwei-mal-zwei-Reframing ist die kompakte Übersetzung positiver Indifferenz in Handlung: In drei Minuten wird affektgetriebene Dringlichkeit in präfrontale Priorisierung verwandelt. Der Kern ist eine unparteiische Aufmerksamkeit, die Reiz und Bewertung trennt und Entscheidungsmaterial nach Einflussmöglichkeit sortiert.

Durchführung: Praktisch genügt ein Blatt Papier, in vier Felder geteilt: oben »Fakt« und »Deutung«, seitlich »kontrollierbar« und »nicht kontrollierbar«. Die Arbeit beginnt stets links oben.

- Zuerst werden beobachtbare, überprüfbare Elemente notiert: Datenpunkte, Zeitstempel, explizite Zusagen. Sie bilden das Rohmaterial.
- Erst danach werden Interpretationen, Motive und Vermutungen in das Deutungsfeld geschrieben. Diese sequenzielle Ordnung verhindert, dass Deutung die Daten kontaminiert, bevor sie überhaupt gesichtet sind.
- Im zweiten Schritt folgt die vertikale Trennung: Was davon liegt in meiner Kontrolle (eigene Entscheidungen, Ressourcen, Priorisierung), was ist nur beeinflussbar (Stakeholder, Timing, Argumentationsrahmen) und was ist hinzunehmen (Regeln, Fixdeadlines, externe Constraints)? Der entscheidende Schwellenwert ist das »Zielquadrat« links oben: »Fakt × kontrollierbar«.
- Eine Entscheidung wird erst gefällt, wenn dort mindestens ein konkret formulierter, testbarer Schritt liegt: eine Aktion, deren Ausführung in der eigenen Hand liegt und deren Wirkung innerhalb eines kurzen Fensters überprüfbar ist. So wird der affektive Alarm entmachtet, ohne Information zu verlieren. Präfrontale Reappraisal-Schleifen übernehmen Priorisierung und Sequenzierung.

Qualitätsindikatoren: Qualitätsmaßstab ist hier Nüchternheit. Gute Zwei-mal-zwei-Blätter enthalten im Zielquadrat mindestens einen kleinen, belastbaren Schritt (»Stakeholder A um 14.30 Uhr mit Option X konfrontieren; Protokoll senden«) statt wolkiger Absichtserklärungen. In der Deutungsspalte stehen maximal drei Hypothesen, klar als solche markiert - keine Diagnosen in Tarnung. Der Nicht-Kontrollbereich ist sichtbar benannt, um Scheinverantwortung zu verhindern (»gesetzliche Regel Y«; »gesellschaftliche Deadline Z«). Diese Sichtbarmachung der Grenzen ist kein Resignation, sondern Ressourcenschutz: Präfrontale Ordnung wirkt nur dort, wo Steuerung tatsächlich möglich ist.

Typische Fehler: Typische Fehlbilder erkennt man schnell: Deutungen werden als Fakten notiert (»Kunde ist unfair« statt »Kunde änderte Spezifikation 48 Stunden vor Abgabe«), Kontrolle wird überschätzt (»IT-Sperre umgehen«) oder die Entscheidung wird vorgezogen, obwohl das Zielquadrat leer bleibt - ein sicheres Rezept für Rework. Die Korrektur ist schlicht: zurück zum Feld »Fakt«, zwei überprüfbare Daten ergänzen, dann erneut die Kontrollfrage stellen.

Varianten: Die Methode ist leicht zu adaptieren. In Führungskontexten bewährt sich ein zweites Zielquadrat »Delegierbar«: Was bleibt Fakt, ist aber besser nicht von mir zu erledigen? Damit wird die Entscheidung nicht nur schneller, sondern skaliert sauber über Rollen hinweg. In der Beratung empfiehlt sich eine Differenzierung der

Deutungen in »Hypothese A/B«, jeweils mit einem Falsifikationsschritt (»Welche Beobachtung würde A verwerfen?«). Das hält Projektionen kurz und erhöht die diagnostische Schärfe. In Pflege- und Sicherheitskontexten wird eine zusätzliche Zeile »Sicherheitsfakt« eingefügt, die vor allen anderen Feldern gewichtet wird: Was muss, unabhängig von Deutung und Einfluss, jetzt gesichert werden? So bleibt die Methode mit hohen Anforderungen an Patientensicherheit und Prozedurentreue kompatibel.

Der operative Messpunkt ist zweifach. Erstens die Zeit bis zur Formulierung des ersten belastbaren Handlungsschritts im Zielquadrat. Zielkorridor: unter drei Minuten. Alles darüber deutet auf zu viel Deutung und zu wenig Faktensichtung oder auf eine verdeckte Verantwortungsdiffusion hin. Zweitens der Umsetzungsgrad nach 24 Stunden: Mindestens 80 Prozent der definierten Schritte sind ausgeführt. Bleibt die Quote darunter, liegt entweder ein Kontrollfehlschluss vor (Schritte waren in Wahrheit nicht kontrollierbar) oder das Zielquadrat wurde mit Absichten statt Aktionen gefüllt. In beiden Fällen gilt: zurück zum Raster, Fakten nachschärfen, Kontrolle neu prüfen, Schritt präzisieren.

Inhaltlich betrachtet ist das Zwei-mal-zwei-Reframing weniger Technik als eine Disziplin der Sprache. Es zwingt zu kurzen, überprüfbaren Sätzen, reduziert affektive Lautstärke durch Struktur und macht die Grenzen der eigenen Wirksamkeit sichtbar - genau jene Konstellation, in der positive Indifferenz als Haltung spürbar wird. Wer das Raster konsequent nutzt, bemerkt einen einfachen Effekt: Entscheidungen werden kleiner, klarer, früher. Das System beruhigt sich, nicht weil Gefühle verschwinden, sondern weil sie richtig als Signale und nicht als Befehle einsortiert sind.

Übung 4: Profil der Dreiecks-Präferenz (Selbstbild vs. Fremdbild, 10 Minuten)

Ziel: Das »Profil der Dreiecks-Präferenz« ist ein zehnminütiger Realitätstest für die eigene Regelschleife. Es macht sichtbar, wie Sie unter Druck tatsächlich zwischen Empathie, Ekpathie und positiver Indifferenz dosieren und wo Ihr Selbstbild mit der Außenwahrnehmung kollidiert. Die Logik ist einfach, aber effektiv: Was Sie nicht messen, regulieren Sie nicht. Was Sie nicht kontrastieren, bestätigen Sie sich selbst.

Durchführung: Der Ablauf beginnt mit einer nüchternen Selbsteinschätzung auf einer Skala von 0 bis 10:

- Wie stark setze ich in belasteten Situationen Empathie ein (Resonanz und Perspektivnahme)?
- Wie stark setze ich Ekpathie ein (Grenzführung, Rollenmarkierung, Rückgabe induzierter Affekte)?

- Wie stark setze ich positive Indifferenz ein (Reframing, Distanzierung, Entscheidungsfokussierung)?

Diese drei Zahlen sind Ihr innerer Betriebszustand, nicht Ihr Ideal. Direkt im Anschluss holen Sie zwei Fremdeinschätzungen aus dem Arbeitskontext ein: keine Freundlichkeiten, sondern Ratings von Personen, die Sie in heiklen Sequenzen erlebt haben. Wird an einem Pol eine Abweichung von mehr als zwei Punkten sichtbar, entsteht kein Kränkungsthema, sondern ein Trainingsauftrag. Der Sinn des Verfahrens ist keine Selbstbestätigung, sondern die Korrektur des blinden Winkels. In Umgebungen mit psychologischer Sicherheit fällt dieser Schritt leichter, da Feedback als Beitrag zur Funktionsfähigkeit und nicht als Angriff auf die Person verstanden wird.

Qualitätsindikatoren: Die Auswertung folgt einer klaren Heuristik. Liegt Empathie im Selbstbild hoch, im Fremdbild aber niedriger, deutet das selten auf »zu wenig Herz«, sondern häufig auf diffuse Resonanz ohne klare Zweckbindung hin. Das Gegenüber spürt Wärme, aber keine Führung. Das Trainingsfeld heißt dann Grenz-Cueing: explizite Rollensprache vor Gesprächen, sichtbares »Parken« starker Affekte währenddessen und eine präzise Rückgabe am Ende. Umgekehrt signalisiert ein hoher Distanz-Score bei niedriger Fremdwahrnehmung von Empathie nicht automatisch professionelle Klarheit, sondern eine kühle Oberfläche, die Information und Bindung kostet. Hier helfen Resonanz-Mikropraktiken: das stärkste Affektsignal des Gegenübers in einem Wort benennen, den semantischen Kern in einem Satz paraphrasieren, eine präzise Validierung voranstellen, bevor entschieden wird. Bleibt positive Indifferenz schwach, fehlt keine »Objektivität«, sondern eine belastbare Bewertungsroutine. Dann wird Zwei-mal-zwei-Reframing zur Pflicht vor der Priorisierungen (»Fakt vs. Deutung« × »kontrollierbar vs. nicht«) und Entscheidungs-Timeboxing zum Standard: kurzer Atem, kurzes Reframing, ein Commit-Satz mit Review-Zeitpunkt. So wird aus guter Wahrnehmung zügige Entscheidung, ohne Beziehungskapital zu verbrauchen.

Typische Fehler: Die größten Fehler entstehen nicht durch bösen Willen, sondern durch soziale Optik. Peers geben Gefälligkeitswerte, weil sie Gefallen erhalten wollen, Empathie wird mit »nett« verwechselt, Klarheit mit Kälte. Beidem beugen Sie durch Rahmen und Sprache vor. Bitten Sie die Rater:innen ausdrücklich um Szenen, nicht Urteile (»Bei der Eskalation letzte Woche: Wie wirkte mein Anteil in Minute 20?«). Verankern Sie Ihr eigenes Rating an konkreten Episoden, nicht an Prinzipien. Verzichten Sie auf Rechtfertigungen – das Protokoll ist eine Diagnose, kein Plädoyer. Wo die Organisation psychologische Sicherheit ernst nimmt, wird diese Praxis zu einem Artefakt geteilter Professionalität: Widerspruch ist erwünscht, weil er Qualität erzeugt, Diskrepanzen sind nicht peinlich, sondern produktiv.

Varianten: Das Format lässt sich rollenspezifisch schärfen, ohne seine Einfachheit zu zerstören. Führungskräfte ergänzen eine Teamwahrnehmung mit drei anonymen Items: Gesehen-Werden, Klarheit, Fairness. Dann setzen sie die Trias-Scores dazu in Beziehung. In der Beratung kontrastieren Supervisand:in und Supervisor:in dieselbe Sitzung: Wo zeigte sich Resonanz, wo Grenze, wo Reframing? In der Pflege entstehen robuste Bilder, wenn die Bewertungen schichtübergreifend eingeholt werden. So wird sichtbar, ob die Dosierung in der Nacht anders kippt als am Tag. Immer gilt: Es zählt die wiederkehrende Lage, nicht der Ausnahmezustand.

Wirksam wird das Ganze erst über Zeit. Nach vier Wochen wiederholen Sie die Messung mit denselben Personen. Ziel ist kein perfektes »7-7-7«, sondern ein symmetrischeres Profil: kein Pol über 8, keiner unter 4, sofern die Rolle keine Extreme verlangt. Und vor allem: kleinere Selbst-Fremd-Diskrepanzen. Sichtbarer Fortschritt ist eine engere Kopplung von Resonanz und Grenze (weniger Übernahme, mehr Anschlussfähigkeit) und eine schnellere Bewegung in die Indifferenz-Routine (kürzere Wege zum Commit, stabilere Review-Disziplin). So entsteht metrisch, was dieses Buch inhaltlich fordert: eine Trias, die nicht als Haltung behauptet, sondern als Takt betrieben wird. Das Ergebnis ist keine weichgezeichnete Mitte, sondern eine belastbare Ordnung: genug Nähe, um Relevanz zu spüren, genug Grenze, um Integrität zu wahren, und genug Reframing, um Entscheidungen zu tragen. Und das Ganze überprüfbar im Verlauf, nicht nur im Anspruch.

Übung 5: Entscheidungs-Timebox (Trias-Taktung, 90 bis 300 Sekunden)

Ziel: Die Entscheidungs-Timebox übersetzt das Regulierungsdreieck in eine präzise, kurze Handlungsschleife: aus Ruhe entsteht Richtung. Gemeint ist keine Hast, sondern ein eng gefasster Zeitraum, in dem Distanzierung, Reframing und Commit in fester Reihenfolge ablaufen, damit Entscheidungen nicht in der Komfortzone des Aufschubs versanden.

Durchführung: Der Zeithorizont von 90 bis 300 Sekunden ist bewusst gewählt. Lang genug, um affektive Lautstärke zu senken und kognitive Ordnung herzustellen, kurz genug, um die Kosten der Verzögerung niedrig zu halten und den »Illusion-of-Validity«-Sog langer Grübelei zu vermeiden. Die Timebox setzt damit einen Takt, der Qualität nicht dem Tempo opfert, sondern Qualität durch Tempo erzwingt.

- Die erste Phase – 30 bis 60 Sekunden Distanzierung – schaltet das System von Reiz auf Maß. Zwei kleine Hebel genügen: ein gezählter Atem, der das vegetative Niveau absenkt, und die innere Rede in der dritten Person (»Hoffmann entscheidet …«). Beides schafft minimale, aber wirksame Selbstdistanz: Die Situation bleibt dieselbe, doch ihre Sogkraft nimmt ab. Affektinformation bleibt erhalten, ohne zur Motorik zu werden. Neurokognitiv entspricht dies der Aktivierung präfrontaler Kontrollnetzwerke, die die amygdaläre Dringlichkeit dämpfen. Phänomenologisch ist es der Moment, in dem das eigene Erleben aus der ersten Reihe auf den Beobachtungsstuhl rückt. Wer diese Phase überspringt, entscheidet nicht schneller, sondern schlechter: Die Entscheidung fällt dann auf der Schiene des Impulses, nicht auf der Spur des Auftrags.

- Es folgt Phase zwei – Reframing in ein bis drei Minuten. Jetzt wird das Material geordnet: Ziel, Rolle, drei Optionen. Nicht zehn, nicht vage, sondern drei tragfähige Möglichkeiten, die zur Rolle passen. Der kurze Blick ins Zwei-mal-zwei-Raster (»Fakt vs. Deutung« × »kontrollierbar vs. Nicht kontrollierbar«) prüft, ob die Optionen auf überprüfbaren Annahmen stehen und ob der nächste Schritt im Feld »Fakt × kontrollierbar« liegt. Dieser Schritt ist der Kern der positiven Indifferenz: Bewertungen werden neu kontextualisiert, Verlustframes in Optionsframes übersetzt, Zuständigkeitsgrenzen an Auftrag und Zeit gebunden. Die Wirkung ist zweifach: Zum einen sinkt das Rauschen: Irrelevante Affekte und schöne, aber unbrauchbare Deutungen fallen aus. Zum anderen steigt die Präzision: Die Entscheidung erhält ein begründetes Warum, statt sich auf Stimmung oder diffuse Plausibilität zu stützen. Wer in dieser Phase »ohne Ziel reframed«, produziert rhetorische Eleganz ohne Richtung: kluge Sätze, schwache Schritte.
- Phase drei schließt die Schleife. Der Commit-Satz, eine Zeile, sofort: »Ich entscheide X, weil Y; wir überprüfen Z zu Zeitpunkt T.« Diese Formel koppelt Wahl, Begründung und Lernschleife. Sie macht sichtbar, was getan wird (X), warum es im Licht von Ziel und Rolle sinnvoll ist (Y) und wann die Entscheidung überprüft wird (Z/T). Der Commit gehört schriftlich ins System, damit er als Artefakt existiert und nicht als Absicht verdampft. Ein Commit ohne Review-Zeitpunkt ist keine Entscheidung, sondern Ankündigung. Ein Commit ohne Begründung ist ein Befehl, der Beziehungskapital verbrennt. Die Qualität der Timebox zeigt sich daran, dass diese letzte Phase nicht verhandelt wird: Sie beendet die Schleife, sie öffnet keine neue.

Qualitätsindikatoren: Der Zeitrahmen ist strikt. Entscheidungen in wiederkehrenden, gut verstandenen Lagen werden in 90 bis 300 Sekunden getroffen – nicht schneller, nicht langsamer. Schneller wäre Reflex, langsamer ist oft nur die Beruhigung der entscheidenden Person durch weitere Gedankenproduktion. Die Metrik ist unromantisch: Entscheidungsdurchlaufzeit unter fünf Minuten, Rework unter 20 Prozent in vergleichbaren Fällen. Steigt der Reworkanteil, fehlt in der Regel die Distanzierungsphase oder das Zwei-mal-Zwei ist leer geblieben. Wächst die Durchlaufzeit, hat man zu viele Optionen erzeugt oder den Commit durch Diskurs ersetzt. Damit ist die Timebox keine bloße Technik, sondern ein Diagnosetool: Sie zeigt, wo die Sequenz bricht – bei der Ruhe, bei der Ordnung, beim Mut zur Linie.

Typische Fehler: Typische Fehlformen sind erwartbar und korrigierbar. Wer die Distanzierung »spart«, produziert scheinbar schnelle, tatsächlich aber teure Entscheidungen, weil der Affekt im System bleibt und später korrigiert werden muss. Korrektur: einen Atem zählen und die dritte-Person-Rede einmal laut im Kopf sprechen - drei Sekunden, große Wirkung. Wer das Ziel im Reframing nicht benennt, erzeugt Optionen, die nicht evaluierbar sind. Jede klingt klug, aber keine passt. Korrektur: Ziel zuerst, dann Optionen. Ist das Ziel unklar, ist das die Entscheidung: Ziel klären, erst dann handeln. Wer den Commit ohne Review-Zeitpunkt formuliert, hinterlässt Stillstand im schönen Schein von Aktivität. Korrektur: Review sofort terminieren - Datum, Uhrzeit, Kriterium.

Varianten: Die Timebox lässt sich auf Rollen zuschneiden, ohne ihr Prinzip zu verlieren. In der Führung wird der Commit sichtbar gemacht: ein öffentliches Decision Log, das Entscheidung, Begründung und Review trägt und damit Konflikte depersonalisiert. Wer als Führungskraft so arbeitet, senkt die Eskalationsenergie - nicht, weil alle einverstanden sind, sondern weil der Weg von Einwand zu Review nachvollziehbar ist. In der Beratung formuliert der/die Klient:in den Commit selbst. Das verschiebt die Verantwortung von der ratgebenden Person zur entscheidenden Person und verhindert die therapeutische Illusion, jemand anders könne für die Entscheidung haften. In der Pflege fungiert die Timebox als mentale Vorbereitung vor checklistenbasierten, medizinisch-kritischen Schritten: Distanzierung, um Präsenz zu sichern, Reframing, um Leitlinie, Aufklärung und Maßnahme zu ordnen, und Commit, um den Ablauf und die nächste Überprüfung transparent zu machen. In allen Varianten bleibt die Reihenfolge gleich, nur die Sprache differiert.

In der Praxis entsteht aus der Timebox eine Gewohnheit. Das vegetative System lernt, auf ein Atemsignal zu reagieren. Die Kognition lernt, zuerst Ziel, dann Option zu denken. Und die Organisation lernt, Entscheidungen an Artefakten zu erkennen, nicht an Stimmungen. So wird die Trias hörbar: Empathie liefert das Rohmaterial (Welche Signale sind relevant?), Ekpathie schützt die Strecke (Was gehört nicht in meine Entscheidungshoheit?), positive Indifferenz ordnet neu (Welche Bewertung trägt Rolle und Ziel?). Die Timebox zwingt diese Ordnung in ein kleines Zeitfenster und macht sie dadurch wiederholbar. Ergebnis ist keine Härte, sondern verlässliche Ruhe: Entscheidungen kommen zügig zustande, sie sind begründet und sie besitzen eine eingebaute Lernfunktion - genau das, was professionelle Souveränität unter Unsicherheit ausmacht.

Integration: vom Werkzeugkasten zur Praxis

Die fünf Übungen sind als Routinen und modular gedacht, entfalten ihre Wirkung jedoch erst als gemeinsamer Rhythmus. Entscheidend ist nicht die Größe der Intervention, sondern ihre Verlässlichkeit. Ein minimaler Wochenplan bildet deshalb die kleinste funktionierende Einheit: Montags und donnerstags erfolgt jeweils nach den anspruchsvollsten Kontakten ein Resonanz-Audit. Vor Hochbelastungsterminen wird konsequent ein Grenz-Cue gesetzt. Täglich werden zwei Ad-hoc-Themen im Zwei-mal-zwei-Raster gerahmt. Einmal pro Woche wird das Dreiecks-Profil mit Peer-Feedback abgeglichen. Bei allen prioritären Themen wird die Entscheidungs-Timebox genutzt und der Commit schriftlich dokumentiert. Dieses Setting ist absichtlich schmal, um alltagstauglich zu bleiben, und zugleich dicht genug, um den inneren Regelkreis zu schließen: Empathie liefert Anschlussfähigkeit, Ekpathie schützt die Integrität und positive Indifferenz stabilisiert das Urteil. So entsteht ein verlässlicher Zyklus, der nicht fordert, »mehr zu fühlen« oder »härter zu sein«, sondern der Affekt in Funktion übersetzt.

Das *Resonanz-Audit* ist dabei die Eingangsschleuse des Systems. Es zwingt zur Unterscheidung zwischen Signal und Induktion, macht Hypothesen kenntlich und verhindert, dass diffuse Stimmungen zu stillen Prämissen werden. Montags schärft es nach dem Wochenende die Wahrnehmung für die Woche, donnerstags korrigiert es den Drift, der sich in komplexen Lagen ansammelt. Das Grenz-Cue vor Hochbelastungsterminen wirkt wie ein leichter, aber tragfähiger Damm: Ein leiser Rollensatz (»Mein Auftrag, meine Verantwortung, meine Nicht-Zuständigkeit.«) hält die Selbst-Fremd-Trennung präsent, ohne Nähe zu kappen. Es genügt, ihn innerlich zu wiederholen und im Bedarfsfall kann er in professioneller Sprache hörbar gemacht werden. Die tägliche Zwei-mal-zwei-Rahmung ordnet das Rauschen: Sie trennt Fakt von Deutung und kontrollierbare von hinzunehmenden Anteilen. Zwei kurze Anwendungen pro Tag reichen, um die Bewertungslogik zu justieren und die amygdaläre Dringlichkeit zu senken. Das Dreiecks-Profil mit Peer-Feedback verankert schließlich Lernfähigkeit: Es spiegelt Über- und Untersteuerungen im Dreieck und leitet daraus Trainingsaufträge ab. Die Entscheidungs-Timebox mit dokumentiertem Commit bündelt all dies in Output: eine knappe, begründete, überprüfbare Entscheidung mit klarer Review-Marke. Genau dort zeigt sich, ob aus innerer Ordnung Handlung wird.

Der Effekt dieser Taktung ist messbar. Subjektiv sinkt die Überflutung: weniger Dringlichkeit ohne Daten, weniger moralischer Druck und mehr sachliche Ruhe. Objektiv verkürzen sich die Wege zur Entscheidung: Die Zeit von Problemwahrnehmung bis belastbarem Commit nimmt ab, die Rework-Quote fällt und die Review-Schleifen werden ernsthaft eingehalten. Beziehungsqualität bleibt konstant, weil Validierung, Grenze und Urteil in derselben Interaktion auftauchen, nicht nacheinander – es wird zugewandt gesprochen, grenzklar priorisiert und rechtzeitig entschieden. So verstärkt das System keine Extreme, sondern stabilisiert professionelle Nähe: genug Empathie, um Relevanz zu spüren, genug Ekpathie, um Verantwortung zu halten, und genug Indifferenz, um Prioritäten gegen Affektzug zu sichern.

Damit diese Betriebslogik trägt, braucht sie drei Dinge: Sichtbarkeit, Konsequenz und kleine Korrekturen. Sichtbarkeit entsteht, wenn das Decision-Log kurz geführt wird und Commit-Sätze tatsächlich niedergeschrieben werden. Konsequenz zeigt sich, wenn Review-Zeitpunkte eingehalten werden – nicht als Kontrolle, sondern als Lernfenster. Kleine Korrekturen sind nötig, weil kein System friktionsfrei läuft: Bei empathischer Überdrehung wird sofort ein Grenz-Cue nachgezogen. Bei zu harter Abgrenzung wird eine präzise Validierung eingefügt. Bei übersteuerter Rationalisierung wird die Resonanz kurz nachkalibriert. Der Rhythmus bleibt: erst Daten, dann Dämme, dann Deutung. Wer diese Reihenfolge schützt, vermeidet die typischen Fehlformen – sentimentale Übernahme, instrumentelle Kälte und Pseudorationalität.

Aus dem wöchentlichen Minimalplan lässt sich eine skalierbare Praxis bauen. Auf individueller Ebene genügen zehn bis fünfzehn Minuten pro Tag, verteilt auf zwei Zwei-mal-zwei-Routinen und eine kurze Timebox für das wichtigste Thema. Auf Teamebene reichen zwei feste Punkte: ein kurzes Emotions-Debrief am Ende kritischer Sprints und ein priorisiertes Zwei-mal-Zwei vor großen Entscheidungen. Organisational wird die Trias betriebsfähig, wenn drei Artefakte vorhanden sind: ein leichtgewichtiges Decision-Log mit Commit und Review, Leitfäden mit Grenz-Cues für heikle Sequenzen und eine klare Erwartung, dass Rollen- und Zuständigkeitsprache hörbar sein darf. Wo diese Artefakte fehlen, erodiert das System in Appelle, und wo sie vorhanden sind, wird Verhalten erwartbar, messbar und wiederholbar.

Die Lernkurve verläuft erfahrungsgemäß in drei Phasen. In der Einstiegsphase dominiert Bewusstheit: Die Routinen wirken ungewohnt, der Nutzen ist spürbar, aber fragil. Hier hilft es, die Frequenz hoch und den Anspruch niedrig zu halten: kurze Audits, kleine Zwei-mal-Zwei, knappe Commits. In der Integrationsphase werden die Praktiken automatisch: Der Grenz-Cue erscheint von selbst, das Zwei-mal-Zwei entsteht im Kopf, bevor es auf Papier steht, der Commit formuliert sich knapp und überprüfbar. In der Reifephase werden die Routinen adaptiv: Dosierung, Reihenfolge und Sprache werden situativ variiert, ohne die Logik zu verlieren. Das System trägt dann auch unter Last, weil es nicht mehr als Technik erlebt wird, sondern als Arbeitsmodus.

Wichtig ist, dass die Trias keine moralische Hierarchie begründet. Empathie wird nicht als »gut«, Ekpathie nicht als »streng« und positive Indifferenz nicht als »kalt« gesetzt. Jede Komponente erfüllt eine präzise Funktion im Regelkreis. Empathie liefert Daten, keine Imperative. Ekpathie schützt Kriterien, keine Eitelkeiten. Und positive Indifferenz schafft Kontext, keine Ausflüchte. Die Qualität der Praxis bemisst sich nicht an Gefühlsintensität, sondern an Sequenzsicherheit und Ergebnisgüte: Wie schnell entsteht eine belastbare Entscheidung? Wie stabil bleibt die Beziehung unter Druck? Wie lernfähig zeigt sich das System nach Fehlern? Wer diese drei Fragen konsequent stellt, merkt rasch, dass der Wochenplan kein Zusatzaufwand ist, sondern Reibungsverlust ersetzt.

Das Regulierungsdreieck ist weniger Theorie als Betriebsanleitung. Es übersetzt Resonanz in Orientierung, Grenze in Verlässlichkeit und Indifferenz in Klarheit. Wer die situative Wahl beherrscht – und sie als Teampraktik institutionalisiert – reduziert Störgeräusche, erhöht Taktfestigkeit und verliert nichts an menschlicher Wärme. Psychologische Selbstführung wird so zu einem Future Skill, weil sie nicht auf gute Tage angewiesen ist. Sie schafft eine innere Infrastruktur, die unter wechselnden Lasten tragfähig bleibt: dieselbe Reihenfolge, derselbe Takt, variabler Inhalt. Genau das brauchen komplexe Systeme: weniger Reiz, mehr Maß – und Entscheidungen, die man auch morgen noch verantworten kann.

6 Anwendungsfelder in Organisationen

Zwischen guten Absichten und guter Arbeit liegt eine unsichtbare Architektur: die Art, wie Organisationen mit Emotionen umgehen. Nicht als Stimmungsbarometer, aber als Funktionsbedingung. In komplexen Umwelten entstehen Entscheidungen nicht im luftleeren Raum. Sie entstehen in Teams, unter Zeitdruck, in Konflikten, im Erwartungsfeld von Kund:innen, Patient:innen, Eigentümer:innen und Mitarbeitenden. Wer hier belastbar führen will, braucht mehr als Empathie. Er braucht die Fähigkeit, Empathie zu dosieren, Grenzen zu setzen und innere Ruhe herzustellen, ohne Distanz zu Menschen oder der Sache zu erzeugen. Genau hier setzt die Klammer der folgenden Kapitel an: Sie übersetzen das Regulierungsdreieck aus Empathie, Ekpathie und positiver Indifferenz in eine betriebsfähige Praxis.

Führung ist dabei der erste Prüfstein. Emotionale Souveränität zeigt sich nicht im großen Auftritt, sondern in der Taktung: zuhören, ohne sich absorbieren zu lassen, priorisieren, ohne zu entwerten, und entscheiden, ohne Beziehungskapital zu verbrauchen. Resilienz entsteht nicht durch Verhärtung, sondern durch kalibrierte Durchlässigkeit. Wo Führung Empathie als Informationsgewinn, Ekpathie als Grenztechnik und positive Indifferenz als Bewertungsroutine nutzt, steigen Klarheit und Entscheidungsstärke, während Verzögerungskosten sinken. ▸ Kapitel 6.1 macht diese Mechanik sichtbar – nicht als Tugendkatalog, sondern als Abfolge aus Mikrohandlungen, die im Alltag gehalten werden können.

Teams sind der zweite Ort, an dem das Modell sich bewähren muss. Kollektive Dynamiken verstärken Affekte, beschleunigen Missverständnisse und prägen, ob Widerspruch zum Risiko oder zur Ressource wird. Empathie stabilisiert Zugehörigkeit, doch erst in Kombination mit Ekpathie werden Rollen und Aufträge scharf und erst durch positive Indifferenz entsteht jene unparteiische Aufmerksamkeit, die Prioritäten unter Ambiguität ordnet. ▸ Kapitel 6.2 zeigt, wie sich daraus belastbare Routinen formen: kurze gemeinsame Reframings, klare Rollenchecks, kleine, aber konsequente Emotionsdebriefings. Es geht nicht um Harmonie, sondern um Taktfestigkeit, also um die Fähigkeit, Spannung zu halten, ohne produktive Reibung zu verlieren.

Beratung und Coaching markieren die professionelle Hochform dieses Handwerks. Hier entscheidet sich, ob Empathie zur Erkenntnistechnik wird oder zur Quelle sekundärer Belastung. ▶ Kapitel 6.3 beschreibt die Arbeit an emotionalen Grenzen als Kernkompetenz: Hypothesen als Hypothesen markieren, Affekte benennen und »parken«, Aufträge gegenwärtig halten und Entscheidungen in klaren Commit-Sätzen fixieren. Nähe bleibt möglich, weil die Grenze nicht als Mauer, sondern als tragfähiger Rahmen verstanden wird. So wird aus Zuwendung Wirksamkeit und aus Wirksamkeit Verlässlichkeit.

Schließlich braucht es *Strukturen,* die diese Praxis tragen. Kultur entsteht nicht aus Appell, sondern aus Artefakten: Leitfäden, die Kalibrierung zur Norm machen, Arbeitsdesigns, die Belastung verteilen und Erholung sichern, sowie Entwicklungsprogramme, die nicht Begeisterung, sondern Taktung trainieren. ▶ Kapitel 6.4 bündelt diese Ebene. Es zeigt, wie Curriculum, Arbeitsgestaltung und Kulturzeichen ineinandergreifen, damit Empathie Ressource bleibt und nicht zur geforderten Dauerleistung degeneriert. Die Organisation lernt, Grenzen als Professionalität zu würdigen, Klarheit als Fürsorge zu lesen und Ruhe als Voraussetzung für Tempo zu begreifen.

Die gemeinsame Logik ist nüchtern. Empathie liefert Kontext, Ekpathie schützt Integrität, positive Indifferenz stabilisiert das Urteil. Wo diese Trias in Führung, Teamarbeit, Beratung und HR verankert wird, sinkt Rauschen und steigen Takt und Qualität. Nicht, weil Menschen weniger fühlen, sondern weil sie besser unterscheiden, und nicht, weil Konflikte verschwinden, sondern weil sie bearbeitbar werden. Der Ertrag ist eine Form betriebsfähiger Ruhe: genug Nähe, um Relevanz zu spüren, genug Distanz, um Verantwortung zu übernehmen, und genug Klarheit, um Entscheidungen zu treffen, die tragen. Genau das ist der Gegenstand der folgenden Kapitel.

6.1 Emotionale Souveränität in Führung: Resilienz, Klarheit, Entscheidungsstärke

Führung unter Druck ist ein Regelungsproblem, kein Charakterdrama. Entscheidend ist die Dosierung: genügend Resonanz, um Relevanz zu spüren, und genügend Distanz, um Verantwortung zu übernehmen.

Die Trias aus Empathie, Ekpathie und positiver Indifferenz liefert dafür ein praktikables Schema. Empathie erhöht die Qualität der Lageerfassung. Sie macht leise Signale hörbar und verdeckte Interessen sichtbar. Ekpathie sichert die Selbst-Fremd-Grenze und verhindert, dass induzierte Affekte die Entscheidungsrolle übernehmen. Positive Indifferenz übersetzt Affekte in unparteiische Bewertung und zwingt die Entscheidung zurück auf Ziel, Auftrag und Evidenz. Resilienz ist in diesem Modell keine »Härte«, sondern kalibrierte Durchlässigkeit: Man lässt genug an sich heran, um zu verstehen, und genug draußen, um zu steuern. In der Interaktion zeigt sich das an drei Mikromustern, die sich trainieren lassen: präzises Paraphrasieren statt Identifikation, explizites Markieren von Rolle und Auftrag sowie kurze Reframing-Schleifen vor dem Commit. Genau diese Kombination steht empirisch mit höherer wahrgenommener Fairness, klarerer Aufgabenfokussierung und stabilerer Leistung bei komplexen Anforderungen in Zusammenhang (Kellett/Humphrey/Sleeth 2006, S. 532 f.).

Die Wirkung entfaltet sich besonders im Team. Psychologische Sicherheit entsteht nicht aus Milde, sondern aus kalkulierbarer Kommunikation: zugewandt in der Wahrnehmung, grenzklar in der Führung. Entscheidend ist die *Vorhersagbarkeit der Interaktion* und die *mentale Anschlussfähigkeit.* Wer aufmerksam zuhört, die emotionale Realität präzise spiegelt und zugleich Rollenmarkierungen setzt, reduziert das Risiko des Gesichtsverlusts und Statusunsicherheit. Widerspruch wird dadurch nicht zum Affront, sondern zur erwarteten Systemleistung. Mitarbeitende bringen Fehler, Zweifel und unpopuläre Informationen ein, weil der kommunikative Rahmen klar signalisiert: Kritik ist Beitrag, kein Angriff und Irrtum ist Lernmaterial, kein Makel. Genau diese Stimme ist die Voraussetzung für organisationales Lernen unter Unsicherheit: Erst wenn Informationen gegen den Strom auftauchen dürfen, bevor sie lehrbuchreif sind, verkürzt sich der Weg von Wahrnehmung zu Korrektur (Edmondson 1999, S. 359–364).

In der Praxis trägt eine eindeutige Taktung mehr als jede Appellrhetorik. Der Ablauf ist kurz, wiederholbar und messbar. Zuerst eine Distanzierungssequenz im Sekundenmaßstab: ein Atem, innerer Selbst-Talk in der dritten Person, die leise Grenzformel (»Ich halte, ich übernehme nicht.«). Dann ein fokussiertes Reframing, das Ziel, Rolle, Optionen und Konsequenzen explizit macht, ohne in Begründungsschleifen zu kippen. Abschließend ein zeitnaher Commit mit überprüfbarem Zeitpunkt – eine einzige Satzformel, die Entscheidung, Begründung und Review koppelt. Entscheidungen wirken dadurch nicht »hart«, sondern sauber begründet, und die Beteiligten erkennen die innere Logik, auch wenn das Ergebnis nicht ihren Präferenzen entspricht. Das senkt Verzögerungskosten, die in komplexen Systemen weniger aus falschen als aus verspäteten Entscheidungen entstehen. Genau hier greift die Psychologie schneller Urteile: Nicht das Ausmaß der Analyse, sondern die Klarheit von Heuristik und Reihenfolge bestimmt Qualität und Tempo – zuerst Daten, dann Dämme, dann Deutung.

Psychologische Sicherheit zeigt sich in dieser Choreografie als Funktionsgröße, nicht als Stimmung. Zuwendung in der Wahrnehmung liefert Informationsbreite und Grenzschärfe in der Führung Priorität und Tempo. Die Kombination macht Meinung risikoarm, weil zwei drohende Kosten abgefedert werden: der Gesichtsverlust durch öffentliches Irren und die Unschärfe von Zuständigkeit. Wo die Führungsperson konsequent markiert, wofür sie verantwortlich ist (und wofür nicht), wird die Projektionsfläche kleiner. Kritik prallt nicht an Personen, sondern trifft Prozesse. Und wo jede Entscheidung einen Review-Zeitpunkt enthält, verliert die Gruppe die Angst vor Endgültigkeit. Eine Korrektur ist vorgesehen, nicht peinlich. Damit verschiebt sich die Kulturwährung. Wärme ohne Ordnung wird teuer, Ordnung ohne Wärme steril. Kalkulierbare Kommunikation setzt beides zusammen: präzise Resonanz, explizite Grenze, kurze Reframing-Schleife und sofortiger Commit. Das Ergebnis ist eine Ruhe, die nicht mit Laxheit verwechselt werden darf. Sie ist ein Arbeitszustand: genug Nähe, um Relevanz zu spüren, genug Distanz, um Verantwortung zu übernehmen, und genug Struktur, um aus vielen Stimmen eine Entscheidung zu machen. Teams, die diesen Takt beherrschen, nutzen Fehler früher, verteilen Aufmerksamkeit effizienter und reduzieren die Zahl jener Sitzungen, in denen alle reden, aber niemand entscheidet. Sichtbar wird es in drei simplen Indikatoren: Die Zeit bis zum Commit sinkt, die Zahl der gemeldeten Abweichungen steigt und Korrekturen erfolgen zum vereinbarten Review – ohne Gesichtsverlust und ohne Schuldrituale. Genau so entsteht Lernen im laufenden Betrieb: nicht als Projekt, sondern als Nebenwirkung guter Kommunikation.

Unter hoher Volatilität wird die Trias zur Führungsroutine. Empathie bleibt die erste Stufe der Lageaufnahme: Sie identifiziert Spannungen, blinde Flecken und implizite Verlustängste. Ekpathie trennt anschließend die Information von der Induktion: Was ist Fakt, was ist Projektion, was gehört in die Verantwortung des Teams und was in die der entscheidenden Person? Positive Indifferenz zwingt das Ergebnis in eine unparteiische Formulierung: Welche Entscheidung erfüllt den Auftrag unter Nebenbedingungen am besten, unabhängig davon, wer gerade am lautesten fühlt? Diese Reihenfolge verhindert die typischen Degenerationen: Harmoniesucht als verkleidete Konfliktvermeidung, moralische Erregung als Entscheidungsersatz und Zynismus als Spätfolge empathischer Überlastung. Sie hält die Organisation steuerbar.

Die Qualität zeigt sich messbar in der Konsistenz von Begründungen. Führung mit emotionaler Souveränität begründet Entscheidungen nicht mit Zuständen (»Druck«, »Stimmung«), sondern mit Kriterien. Sie trennt offen zwischen dem, was anerkannt, und dem, was entschieden wird. Diese Trennung steigert die Gerechtigkeitswahrnehmung, besonders wenn Entscheidungen unpopulär sind: Man fühlt sich gesehen, aber nicht hin und her regiert. Studien zu empathischer, kognitiv klarer Führung deuten genau darauf hin: Komplexe Aufgaben gelingen wahrscheinlicher, wenn Perspektivübernahme mit Durchsetzung gekoppelt ist – nicht gegen sie (Kellett/Humphrey/Sleeth 2006, S. 528 f.).

Im Krisenmodus verschiebt sich die Taktung, nicht das Prinzip. Der empathische Anteil am Anfang einer Lagebesprechung wird kürzer, aber nicht eingespart, die ekpathische Grenzziehung wird expliziter (»Wir würdigen X und wir entscheiden entlang Y.«) und die positive Indifferenz strenger (»Fakt × kontrollierbar zuerst«). So entsteht eine klare Ereignislogik: erst Sichtung, dann Ordnung, dann Entscheidung. Das hält die Organisation handlungsfähig und reduziert Rework, weil Affektimpulse nicht die Prioritätenliste schreiben. Auf der Mikroebene korrespondiert diese Logik mit einer reduzierten internen Varianz – weniger »Rauschen« in der Beurteilung ähnlicher Fälle – und damit mit verlässlicheren Ergebnissen.

Der Einwand, dies kühle Führung ab, verkennt den Mechanismus. Emotionale Souveränität senkt nicht die Temperatur, sondern die Reibung. Sie reduziert nicht die Beziehung, sondern das Rauschen. Wer Empathie präzise einsetzt, Ekpathie als Grenztechnik beherrscht und in positiver Indifferenz urteilt, verhindert, dass die Person der Führungskraft zum Austragungsort systemischer Affekte wird. Genau das stabilisiert Nähe: Sie bleibt als funktionale Verbundenheit erhalten, weil sie nicht in Übernahme kippt. Die Führungskraft ist präsent, ohne absorbiert zu werden, und sie ist zugewandt, ohne die eigene Urteilsinstanz zu suspendieren. So entsteht eine Form professioneller Wärme, die nicht durch Intensität, sondern durch Verlässlichkeit überzeugt.

In der Praxis zeigt sich diese Stabilisierung in drei beobachtbaren Mustern.

- Erstens wird Beziehung sprachlich gesichert, bevor entschieden wird: Die subjektive Realität der Beteiligten wird kurz und präzise validiert, sodass Abwehr nicht mehr nötig ist.
- Zweitens wird die Rolle konsequent markiert: Die Führungskraft spricht in Zuständigkeiten, nicht in Stimmungen, und hält Selbst und Fremd getrennt, wodurch implizite Schuldverschiebungen entkräftet werden.
- Drittens werden Entscheidungen in Commit-Sätzen gebündelt, die Zeitpunkt, Begründung und Review koppeln.

Dieses Arrangement erzeugt Berechenbarkeit im besten Sinn: Mitarbeitende wissen, wie ihre Beiträge gehört, gewichtet und in Handlungen übersetzt werden. Psychologisch senkt das die Kosten von Voice und erhöht die Wahrscheinlichkeit, dass Einwände, Fehler und abweichende Sichtweisen früh eingebracht werden – genau die Dynamik, die Lern- und Ausführungsgeschwindigkeit steigert.

Wichtig ist die Unterscheidung zwischen emotionaler Kälte und regulierter Wärme. Kälte ist das Fehlen von Resonanz und regulierte Wärme die Resonanz unter Grenzschutz. Kälte macht Teams leise und langsam: Ohne Validierung steigen soziale Risiken und relevante Informationen verbleiben im impliziten Raum. Überidentifikation macht Teams laut und träge: Affekte dominieren die Sequenz, Entscheidungen fragmentieren, Rework wächst. Regulierte Wärme hingegen erzeugt eine schmale, belastbare Passage: genug Nähe, um Relevanz zu spüren, und genug Distanz, um Verantwortung zu übernehmen. In dieser Passage entsteht Vertrauen nicht aus Gefälligkeit, sondern aus Vorhersehbarkeit: Die Führung reagiert in erkennbaren Mustern, nicht nach Tagesform.

Dass dies die Ausführung beschleunigt, hat weniger mit Tempo als mit Friktion zu tun. Wo Empathie Daten liefert, Ekpathie Überflutung verhindert und positive Indifferenz Relevanz klärt, sinkt die Zahl der Korrekturschleifen, weil Erstentscheidungen tragfähiger werden. Meetings enden nicht in offenen Enden, sondern in überprüfbaren Commit-Sätzen. Konflikte verlagern sich aus der Person in Artefakte (Aufgabenmatrix, Übergaberhythmus, Eskalationspfad). Fehler werden früher berichtet, weil der Preis des Sprechens kalkulierbar ist. Dieses Muster – frühzeitige Artikulation, zügige Klärung, sichtbare Überprüfung – ist der Kern dessen, was psychologische Sicherheit in Leistung übersetzt: die Reduktion sozialer Bedrohung bei gleichzeitiger Erhöhung inhaltlicher Strenge.

Die vermeintliche Abkühlung ist damit eine optische Täuschung. Was als Distanz gelesen wird, ist in Wahrheit die Abwesenheit von emotionaler Willkür. Beziehung verliert ihre Schwankungen, weil sie nicht mehr als Kompensationsfläche für ungeordnete Affekte dient. Klarheit verliert ihren Biss, weil sie nicht gegen Menschen, sondern für den Auftrag formuliert ist. Menschlichkeit verliert ihre Überhitzung, weil sie sich nicht über Identifikation, sondern über zuverlässige Präsenz definiert. So entsteht eine Qualität der Führung, die Teams zugleich als zugewandt und berechenbar erleben – eine seltene Kombination, die das Vertrauen erhöht, Risiken senkt und die Ausführung beschleunigt.

> Der Mechanismus bleibt konkret: Empathie verhindert blinde Flecken, Ekpathie affektive Kurzschlüsse und positive Indifferenz semantische Verzerrungen. Diese drei Verhinderungen sind keine Entwertung von Gefühl, sondern deren operative Einbindung. Sie machen Führung nicht kälter, sondern tragfähiger. Dort, wo dieses Regelsystem konsequent angewandt wird, steigen Voice-Quoten, verkürzen sich Zyklen bis zur Entscheidung und sinkt die Rework-Last – alles Kennzeichen einer Kultur, in der Nähe nicht verhandelt und Klarheit nicht vertagt werden muss.

Am Ende ist Entscheidungsstärke keine Pose, sondern eine Folge sauberer Taktung. Kurze Distanzierung kühlt die amygdaläre Dringlichkeit ab, fokussiertes Reframing bringt Ziel und Rolle zurück ins Zentrum, der Commit schließt die Schleife und schafft Orientierung. So wandelt sich Ruhe in Richtung und Richtung in Ergebnis – wiederholbar, prüfbar, ohne heroische Gestik. Genau dort beginnt Führung, die in komplexen Umwelten nicht nur überlebt, sondern gestaltet.

6.2 Teams und kollektive emotionale Dynamiken

Teams sind Affektökonomien. Stimmung, Ton und Tempo zirkulieren wie Liquidität: Sie werden durch Interaktionen erzeugt, verstärkt oder abgeschwächt und bestimmen, welche kognitiven Leistungen unter Druck überhaupt möglich sind. Die Forschung zu emotionaler Ansteckung hat die Mechanik präzise beschrieben: Über mimische Mikrospiegelungen, Stimmmodulationen und Aufmerksamkeitsfokussierungen verbreiten sich affektive Zustände rasch in Gruppen und beeinflussen Koordination, Kreativität und Konfliktdynamik, lange bevor Inhalte vollständig verstanden sind (Hatfield/Cacioppo/Rapson 1994, S. 96–101). In Organisationen bedeutet das, nicht nur Argumente, sondern auch Atmosphären zu skalieren. Ein warmes, aber unscharfes Klima produziert Zugehörigkeit ohne Richtung. Ein kühles, aber klares Klima erzeugt Richtung ohne Bindung. Leistungsfähig wird ein Team erst, wenn beides reguliert wird.

Der häufigste Fehler liegt in der Gleichsetzung von Wärme mit Weichheit. Kollektive Empathie stabilisiert Zugehörigkeit, senkt soziale Reibung und öffnet Kanäle für Voice – doch erst in Kombination mit Ekpathie entstehen klare Grenzen zwischen Person und Rolle, Aufgabe und Beziehung. Diese Grenzziehung ist kein Beziehungskiller, sondern eine Deeskalationstechnik: Unzufriedenheit wird nicht automatisch personalisiert, sondern als Strukturproblem formatiert. Damit sinkt die Eskalationsenergie, Konflikte verlieren ihre moralische Ladung und werden zu bearbeitbaren Spannungen der Arbeitsteilung (Barsade/Gibson 2007, S. 37 f.). Psychologische Sicherheit wirkt hier als Verstärker. Wo Widerspruch als Beitrag und nicht als Angriff gilt, lassen sich heterogene Affekte explizit machen, trennen und regulieren. Dann wird aus diffusem Unbehagen einebenennbare Abweichung und aus Gesichtsverlust ein Lernsignal.

Die Emotions-als-soziale-Information-Logik erklärt, warum diese Kopplung wirkt: Affekte liefern in Gruppen nicht nur Innensignale, sondern öffentliche Hinweise, wie Situationen zu lesen sind. Ärger signalisiert Normverletzung und Dringlichkeit, Angst signalisiert Gefahr und Rückzug und Freude signalisiert Kooperationsgewinne. Ohne metakognitive Rahmung dominiert der Lauteste das Situationslabel. Mit positiver Indifferenz als Teamhaltung wird der Affekt zur Information und nicht zum Imperativ. Perspektivübernahme gelingt dann ohne affektive Übernahme, was die Wahrscheinlichkeit integrativer Lösungen erhöht, weil Bedürfnisse verstanden, aber nicht automatisch übernommen werden (Van Kleef 2009, S. 184–186). Anders formuliert: Das Team lernt, zwischen »so fühlt es sich an« und »so ist es« zu unterscheiden und handelt danach.

Leistungsrelevant ist auch die Affektgranularität, also die Fähigkeit eines Teams, seine kollektive Stimmung differenziert zu benennen. »Gestresst« ist diagnostisch wertlos, aber »frustriert wegen unklarer Prioritäten« ist bearbeitbar. Teams mit höherer affektiver Differenzierungsfähigkeit berichten von weniger Beziehungs- und mehr Aufgabenkonflikten– ein Profil, das Kreativität und Entscheidungsqualität unter Unsicherheit stützt (Barsade/Gibson 2007). Die Praxisformel lautet: Je präziser die Sprache, desto geringer die affektive Streuung. Sprache ist hier kein Etikett, sondern ein Regler.

Die Rolle von Führung in dieser Affektökonomie ist doppelt. Erstens wirkt sie als Tonangeber: Leader Affect setzt initiale Bedingungen, an denen sich kollektive Interpretation orientiert. Zweitens wirkt sie als Grenzmanager: Durch ekpathische Mikropraktiken – Paraphrase ohne Übernahme, explizites Markieren von Rolle und Auftrag, kurze Reframing-Schleifen – kann Führung die Affektdynamik dämpfen, ohne Zugewandtheit zu verlieren. In psychologisch sicheren Umfeldern führt diese Kombination zu höheren Voice-Raten, schnellerem Fehlerreporting und geringerer Entscheidungslatenz. Der Mechanismus ist nüchtern: Wenn Zugehörigkeit nicht an Affektkonformität gebunden ist, verliert Lautstärke ihren strategischen Wert und Relevanz setzt sich durch.

Praktisch bewähren sich drei Rituale, die das Regulierungsdreieck auf Teamebene sichtbar machen.

- Erstens ein kurzes, faktenorientiertes Zwei-mal-zwei-Reframing vor Priorisierungen: Was ist Fakt, was Deutung? Was ist kontrollierbar, was nicht? Dieses Raster verschiebt Aufmerksamkeit von affektiver Dringlichkeit zu handlungsrelevanten Parametern und reduziert so die amygdaläre Dominanz lauter Affekte zugunsten präfrontaler Priorisierung.
- Zweitens ein Emotionsdebrief am Ende kritischer Sprints: zwei Minuten, drei Fragen – was war belastend, was hat geholfen, was ändern wir im nächsten Zyklus? Das ritualisiert die Rückführung des Affekts in Prozessverbesserung und verhindert, dass Restaffekte in die nächste Wiederholung »ausbluten«.
- Drittens ein expliziter Rollen-Check-in zu Beginn konfliktsensitiver Sitzungen: Jede Person markiert in einem Satz Auftrag und Grenze für die Sitzung. Diese Setzung reduziert Rollenkonfusion und hält das Gespräch arbeitsbezogen, selbst wenn starke Affekte auftreten (Barsade/Gibson 2007, S. 50–53).

Die Effekte sind konsistent: weniger »Rauschen«, schnellere Klarheit, stabile Beziehungsqualität. Teams, die so arbeiten, verwechseln Zugewandtheit nicht mit Nachgiebigkeit und Klarheit nicht mit Kälte. Empathie bleibt anschlussfähig, Ekpathie schützt die Integrität, positive Indifferenz hält die Urteilskraft frei. Das Ergebnis ist keine sentimentale Harmonie, sondern ein belastbares Funktionsniveau unter Unsicherheit: genug Nähe, um Relevanz zu spüren, und genug Distanz, um Verantwortung zu übernehmen.

6.3 Coaching und Beratung: Arbeit mit emotionalen Grenzen

Beratung ist Beziehungsarbeit unter kognitiver Last. Menschen kommen nicht mit Daten, sondern mit Bedeutungen. Und sie bringen nicht nur Sachlagen, sondern Affektlagen mit. Probleme werden externalisiert, Hoffnungen projiziert und Affekte deponiert. Wer ohne ekpathische Technik arbeitet, wird zum Schwamm: Er nimmt auf, was nicht zu ihm gehört, und verliert mit der Zeit die Differenz zwischen Resonanz und Übernahme. Mit Ekpathie wird derselbe professionelle Körper zum Container: Der Affekt wird aufgenommen, benannt, geordnet und in seinem Ursprung belassen. Der Unterschied ist nicht moralisch, sondern funktional. Schwämme ertrinken, Container regulieren. In dieser nüchternen Unterscheidung liegt der Kern professioneller Grenzführung.

Empathie bleibt dabei unverzichtbar. Die richtige Grundhaltung (präzises, wertfreies Erfassen des inneren Bezugsrahmens) ist der Zugang zur subjektiven Logik des Gegenübers, nicht ihr Ersatz (Rogers 1957, S. 98.103). Empathie liefert die Rohdaten: Wie fühlt sich das Problem »von innen« an, welche impliziten Werte und Ängste strukturieren es und wo liegt die private Evidenz? Doch Empathie wird erst dann fachlich brauchbar, wenn sie durch Ekpathie gerahmt ist. Das bedeutet, die eigene Entscheidungslogik nicht vom aufgenommenen Affekt bestimmen zu lassen. Es ist ein Doppelschritt: maximale Genauigkeit im Verstehen, minimale Identifikation in der Bewertung. So entsteht jenes »kühle Mitgefühl«, das nicht abwertet und nicht verschmilzt, sondern nützt.

Interventionell stützt sich diese Haltung auf zwei gut belegte Strategien der Emotionsregulation: kognitives Reappraisal und Selbstdistanzierung. Reappraisal reduziert affektive Intensität, indem es die situativen Bewertungen neu kontextualisiert: Die Informationsdichte bleibt erhalten und die Dringlichkeit sinkt. Bildgebende und experimentelle Befunde zeigen, dass Reappraisal präfrontale Kontrollnetzwerke rekrutiert, semantische Repräsentationen aktualisiert und die amygdaläre »Lautstärke« dämpft. Das ist eine Konstellation, die das Denken wieder arbeitsfähig macht. Selbstdistanzierung verschiebt die Perspektive vom »Ich-im-Problem« zum »Beobachtungs-Ich« und verringert so die Selbstbeteiligung am Affekt, ohne die Relevanz der Information zu mindern. Linguistische Mittel (dritte Person, Eigenname) und zeitliche/räumliche Reframing-Cues stabilisieren diesen Effekt zuverlässig und erhöhen die Kohärenz der Problemanalyse (Kross/Ayduk 2011, S. 198 f.). Beides zusammen – Reappraisal und Distanzierung –ist die operative Grammatik ekpathischer Beratung: präsent bleiben, den Affekt würdigen und die Bewertung entkoppeln.

Professionell sichtbar wird dies in drei einfachen, strengen Schritten:

1. Zuerst werden Hypothesen als Hypothesen markiert. Der Satz »Es könnte sein, dass …« schafft die kognitive Luft, die Beratung von Rettungsfantasien trennt. Induktionen werden nicht als Fakten codiert.
2. Im nächsten Schritt bleibt der Auftrag gegenwärtig. »Was ist hier meine Zuständigkeit, was nicht?« Diese kleine Frage hält den Rahmen, durch den Affekte zur Information und nicht zur Steuerung werden.
3. Zuletzt werden starke Affekte »geparkt« und zu einem benannten Zeitpunkt wieder aufgenommen. »Ich notiere die Wut, wir kommen nach der Klärung der Optionen exakt darauf zurück.« Dieses Parken ist keine Vermeidung, sondern ein Zeitmanagement für Emotion: Es verschiebt die Bearbeitung auf den Punkt, an dem sie wirksam ist.

Fehlt diese Grenzführung, entsteht das, was helfende Berufe systematisch gefährdet: sekundäre Traumatisierung und *compassion fatigue* (der empirisch gut dokumentierte Pfad von empathischer Übernahme über Überwältigung zu Zynismus und Erschöpfung) (Figley 1995, S. 7–15; Coetzee/Klopper 2010, S. 236–239). Mit Grenzführung bleibt Empathie informationsreich und wird nicht identitätswirksam.

Ökonomisch ist das Ergebnis messbar. Grenzklare Beratung reduziert Rework, weil Entscheidungen auf geprüften Informationen statt auf Affektinduktionen beruhen. Sie beschleunigt Commit-Bildung, weil die Taktung vom Gefühlsvorlauf in reale Optionen verschoben wird. Und sie schützt die Gesundheit der Beratenden, weil die Allostase der »dauernden Ergriffenheit« gar nicht erst aufgebaut wird. Das klingt nüchtern, ist aber praktisch. Ein Case-Setting mit klarer Rollenformel (»Ich helfe, Hypothesen zu schärfen, Optionen zu ordnen und Commit-Punkte zu definieren«) führt rascher zu validen Handlungsentscheidungen als eine empathisch überbordende Gesprächsführung, die ständig entlastet, aber selten klärt. Das gilt im Executive Coaching ebenso wie in psychosozialer Beratung: Wo die Grenzarbeit durchgeführt wird, bleibt Beziehung warm und Urteil kalt – genau die Kombination, die komplexe Lagen braucht.

Die Mikromechanik dieser Arbeit ist repetitiv und lernbar. Vor dem Gespräch sichert ein leiser Rollendreisatz die Selbst-Fremd-Differenzierung: »Mein Auftrag hier ist … Ich verantworte … Ich bin nicht zuständig für …«. Im Gespräch wird die Paraphrase strikt von der Zustimmung getrennt: »Ich höre X und das heißt nicht, dass X stimmt. Es bedeutet, dass X für Sie wirksam ist.« Die Sprache bleibt konkret, ohne Bilder und ohne Metaphern, solange keine Klarheit herrscht. Nach dem Gespräch werden Affekte zurückgegeben: »Der Ekel gehört zur Lage. Er muss in der Intervention nicht führend sein.« Über diese scheinbar kleinen Formen entsteht eine harte Oberfläche der Professionalität: Sie nimmt auf und ordnet, aber sie absorbiert nicht.

Das Konzept von Empathie gewinnt durch diese Rahmung an Kraft, nicht an Kälte. Denn das, was Empathie im Kern will (präzises Verstehen des subjektiven Bezugsrahmens) wird durch Ekpathie erst handlungsfähig. Empathie ohne Ekpathie übersetzt Gefühle in unwillkürliche Handlungsimpulse; Empathie mit Ekpathie übersetzt sie in überprüfbare Hypothesen und getestete Optionen. So bleibt die Person gesehen, ohne dass der Beratungsprozess auf Sicht fährt. Und so bleibt der Beratende integer, ohne sich in defensiver Distanz zu verschanzen.

In der Praxis hat es sich bewährt, die ekpathische Grammatik mit einfachen, nachweislich wirksamen Cues zu koppeln: die Zwei-mal-zwei-Matrix aus »Fakt/Deutung« und »kontrollierbar/nicht kontrollierbar«, angewandt vor jeder Intervention, kurze Distanzierungssequenzen in der inneren Rede und klare Commit-Sätze mit Zeitpunkt der Überprüfung. Diese Mikrotechnik schafft eine dokumentierte Spur vom Affekt zur Entscheidung, die in Supervisionen nachvollzogen werden kann. Wo solche Spuren fehlen, dominieren Narrative und mit ihnen die Gefahr der Retroschreibung. Wo sie vorhanden sind, dominiert Arbeit.

Der Gegenstand bleibt heikel: Menschen in Not fordern Nähe ein. Professionelle Beratung beantwortet diese Zumutung, indem sie Nähe gibt, ohne Grenze zu verlieren. Das ist keine Ethik der Kälte, sondern der Nützlichkeit. Sie bewahrt das, was in helfenden Beziehungen am verletzlichsten ist: die Urteilskraft. Und sie bewahrt das, was in Beratungsökonomien am teuersten ist: die Gesundheit derjenigen, die tragen. In diesem Sinn ist ekpathische Grenzarbeit kein Add-on, sondern die Betriebsvoraussetzung, damit Empathie wirken kann.

6.4 HR-Strategien: Training und Entwicklung emotionaler Meta-Kompetenzen

Human Resources steht vor einer nüchternen, doppelten Aufgabe: Empathie als Kulturressource zu stärken und zugleich ihre Übernutzung zu verhindern. Das verlangt kein »mehr vom Gleichen«, sondern den systematischen Aufbau *emotionaler Metakompetenzen,* also die Fähigkeit, situativ zwischen Empathie, Ekpathie und positiver Indifferenz zu wechseln und diese Trias an Rolle, Auftrag und Kontext zu binden. Wirksam wird dieses Programm erst, wenn Curriculum, Arbeitsdesign und Kulturartefakte ineinandergreifen. Auf der Curriculums-Ebene ist das Ziel kein wohlklingendes Training, sondern transferfähige Mikropraxis. Perspektivübernahme wird als kognitive Technik geschult, nicht als moralische Pose. Grenz-Cueing stellt eine explizite Selbst-Fremd-Markierung her, die Nähe erlaubt, ohne Übernahme zuzulassen. Reappraisal und Selbstdistanzierung werden als kurze, häufige Routinen etabliert – vor Entscheidungen, nach Eskalationen und in heiklen Gesprächen. Metaanalytische Evidenz zeigt, dass Reappraisal die affektive Lautstärke senkt, präfrontale Kontrolle stärkt und damit Entscheidungsqualität stabilisiert. Die Effekte sind besonders robust, wenn Übungen kurz, häufig und kontextnah erfolgen. Lernarchitektur bedeutet hier: Mikromodule von 10 bis 15 Minuten, Case Clinics am Realfall, Shadowing der Führungsroutine und verpflichtende Mini-Supervision nach Hochbelastungsinteraktionen. So wird aus »emotionaler Intelligenz« eine anwendungsfähige Regelschleife.

Das Design von Arbeit ist die zweite Bedingung der Möglichkeit. Wo soziale Anforderungen hoch sind – Kundenkontakt, Pflege, Beratung, interne Krisensteuerung – führt die ständige Konfrontation mit Affekt ohne strukturelle Ressourcen zuverlässig zu Erschöpfung. Das Job-Demands–Resources-Modell macht unmissverständlich klar, dass hohe soziale Demands erst dann nicht in Burn-out münden, wenn Erholung, Autonomie und Unterstützung real vorhanden sind (Bakker/Demerouti 2007, S. 312–318; Maslach/Schaufeli/Leiter 2001). In der Praxis bedeutet das: echte Pausenfenster statt »Pausen auf dem Papier«, rotierende Hotline-Rollen, damit nicht immer dieselben Personen in der Affektfront stehen, klare Eskalationspfade, die Verantwortung von Heldentum entkoppeln, sowie feste Supervisions- und Debrief-Slots, in denen Affektdruck professionell geordnet wird. Arbeitsdesign ist damit kein »weiches« Thema, sondern Präzisionsarbeit am Energiesystem der Organisation. Wer hier spart, zahlt später mit Fluktuation, Zynismus und Qualitätseinbußen.

Die dritte Ebene (Kulturartefakte) entscheidet, ob das Gelernte betriebsfähig bleibt. Organisationen, die die unausgesprochene Norm »dauernder Empathie« pflegen, produzieren zwangsläufig *emotional labor:* die geforderte, kommerzialisierte Gefühlsdarstellung, die Gesundheit und Sinnkohärenz auffrisst. Ersetzt man diese Norm durch »kalibrierte Empathie«, entstehen andere Signale: Grenzen auszusprechen ist legitim, klare, begründete Entscheidungen werden anerkann und die; Führung zeigt zugewandte Präsenz und zugleich Härte in der Sache. Sichtbar wird dies in Artefakten-Leitfäden, die die Dreiecks-Trias als Standard beschreiben, Decision Logs, die Reframing und Commit obligatorisch machen, Retrospektiven, die nicht nur Zahlen, sondern auch Affektverläufe auswerten, und Kompetenzmatrizen, in denen Ekpathie und positive Indifferenz als trainierbare Skills erscheinen, nicht als Charakterdebatten. Dort, wo diese Artefakte ernst gemeint sind, steigen psychologische Sicherheit und Lernrate: Voice-Beiträge nehmen zu, Fehler werden früher berichtet und die Durchlaufzeiten bis zur Entscheidung sinken messbar. Auf individueller Ebene wirken dieselben Mechanismen leistungsfördernd, wenn empathische Sensitivität mit kognitiver Kapazität und Selbstkontrolle gekoppelt wird. Dann werden soziale Signale nicht bloß wahrgenommen, sondern regelgeleitet in Entscheidungen übersetzt (Côté/Miners 2006).

Für HR folgt daraus eine klare Implementationslogik. Zuerst wird die Sprache eingeführt: Empathie, Ekpathie, positive Indifferenz als neutrales Vokabular, das Diagnose erlaubt statt Moral reflexhaft zu triggern. Dann werden Mikroroutinen verankert und mit Rollenpraxis gekoppelt. Parallel justiert man Strukturen: rotierende Belastungsrollen, verbindliche Debriefings und Supervision als Regelfall statt Ausnahme. Schließlich werden Kulturartefakte eingeführt, die Verhalten und Bewertung synchronisieren: Wer in heiklen Situationen klare Grenzen markiert und begründete Entscheidungen trifft, erhält sichtbare Anerkennung. Wer Affektarbeit heroisiert, aber Entscheidungen vertagt, gewinnt keine Statuspunkte mehr. Die Wirkung wird nicht an »Stimmung« abgelesen, sondern an Kennzahlen der Funktionsfähigkeit (wie Fehlermeldungen pro Zyklus, Rework-Quote, Entscheidungsdurchlaufzeiten) und an der Stabilität unter Last, die von Reappraisal getriebene Trainings zuverlässig erzeugen.

Organisationen profitieren nicht von maximaler Empathie, sondern von regulierter Empathie. Die Fähigkeit zur ekpathischen Grenzführung und zur positiven Indifferenz ist kein Luxus, sondern Betriebsvoraussetzung für belastbare Beziehung und gute Entscheidung. Wo diese Metakompetenzen trainiert, in Arbeit übersetzt und kulturell verankert werden, sinken Störgeräusche, steigen Taktfestigkeit und Qualität, ohne Verlust an menschlicher Wärme. Empathie bleibt, was sie sein soll: Informationsquelle und Beziehungskonstrukt. Ihre Übernutzung wird durch Technik, Struktur und Kultur verhindert, nicht durch Appell. Genau dort beginnt ernsthafte Personalentwicklung.

7 Übungen, Reflexionsimpulse und Entwicklungsprogramme

Dieses Kapitel übersetzt die Trias aus Empathie, Ekpathie und positiver Indifferenz in präzise, wiederholbare Routinen. Ziel ist nicht Selbsterfahrung um ihrer selbst willen, sondern Funktionsverbesserung: weniger Überflutung, klarere Entscheidungen, stabilere Beziehung unter Last. Jede Intervention ist kurz, diagnosefähig und messbar. Die Evidenzlage stützt vor allem kognitives Reframing, Selbstdistanzierung, strukturierte Teaminteraktionen und Supervision – unter der Bedingung, dass Übungen häufig, kontextnah und in kleinen Dosen implementiert werden.

7.1 Selbstreflexion: »Die emotionale Landkarte«

Die emotionale Landkarte ist ein kompaktes Diagnoseinstrument. Sie zwingt zur sauberen Trennung dessen, was in anspruchsvollen Kontakten fast immer ineinander fällt: Wahrnehmung, Bewertung und Handlung. Genau diese Entflechtung erzeugt Klarheit: Empathie bleibt als Signalquelle erhalten, Induktionen (also Affekte, die nicht aus der Sache, sondern aus der Ansteckung stammen) werden sichtbar und dadurch regulierbar. Methodisch ist die Landkarte eine kurze Reappraisal-Schleife: Sie hält inne, sortiert, fokussiert und überführt Affekt in Maß.

In ihrer Standardform besteht die Landkarte aus drei Spalten mit präzisen Leitfragen.

- Die Spalte »Wahrnehmung« fixiert beobachtbare Signale: Wortwahl, Tonlage, Sprechtempo, Pausen, Blick, Körperspannung und Mikrobewegungen. Hier ist nur das erlaubt, was man mit einem Aufnahmegerät oder einer Kamera belegen könnte.
- Die Spalte »Bewertung« hält die eigenen Deutungen fest: Ist da Gefahr? Wer trägt die Schuld? Wie hoch ist die Dringlichkeit? Welche Absicht unterstelle ich?

- Die dritte Spalte »Handlung« bündelt ausschließlich Optionen, die faktisch und kontrollierbar sind: ein klärender Satz, ein Termin, eine Entscheidung, eine Nachfrage, eine Eskalation entlang definierter Pfade.

Diese Dreiteilung erzeugt einen kognitiven Zwischenraum zwischen Reiz und Reaktion: Erst wird gesehen, dann wird gedeutet, erst dann wird entschieden. So sinkt die affektive Lautstärke und die präfrontale Priorisierung gewinnt Raum. Die Anwendung ist hier bewusst kompakt gehalten. Direkt nach einem anspruchsvollen Kontakt füllen Sie die Landkarte in fünf bis sieben Minuten aus. Jeder Eintrag erhält anschließend eine Markierung der Trias: »E« steht für Empathie erhöhen (mehr Resonanz herstellen, gezielt paraphrasieren, Validierung nachreichen), »K« steht für Ekpathie/Grenze erhöhen (Rollensatz, Auftragsmarkierung, Parken starker Affekte mit terminierter Rückkehr), »I« steht für Indifferenz/Reframing vertiefen (Zwei-mal-zwei-Raster: Fakt vs. Deutung × kontrollierbar vs. nicht kontrollierbar). Diese Trias-Markierung ist ein Regler: Sie übersetzt Diagnose in Dosierung und zwingt zur bewussten, situativen Wahl. Damit wird *empathic concern* erhalten, *personal distress* jedoch verhindert, weil das System nicht mehr blind übernimmt, sondern gerichtete Reappraisal-Entscheide trifft.

Ein konkretes Beispiel verdeutlicht die Mechanik. Nach einer Budgetrunde notieren Sie unter »Wahrnehmung«: leiser werdende Stimme des CFO bei Investitionsposten, häufige Selbstunterbrechungen, Arme verschränkt, Blick am Tischrand. Unter »Bewertung« tauchen vielleicht spontan auf: drohende Ablehnung, versteckte Schuldzuweisung, hohe politische Kosten. Unter »Handlung« stehen dann zwei bis drei kontrollierbare Schritte: ein Nachfass-Termin mit dem CFO, in dem Annahmen und Risiko-Hypothesen explizit gemacht werden, ein einseitiges Memo mit zwei Szenarien und klaren Abbruchkriterien und eine Entscheidungsvorlage, die ein kleineres, reversibles Pilotinvestment vorschlägt. Danach markieren Sie: »E« – weil die Beziehungsebene sichtbar ist und Validierung (»Ich sehe die Risiko-Sorge …«) die Anschlussfähigkeit erhöht. »I« – weil das Zwei-mal-zwei-Reframing Fakten von Deutungen trennt und die Dringlichkeit dämpft. »K« – falls der Termin emotional hoch geladen war und ein kurzer Rollensatz (»mein Auftrag ist Entscheidungsvorbereitung, nicht Zustimmung«) die Selbst-Fremd-Grenze halten muss. Genau diese Kombination macht aus Resonanz Richtung.

Die Messpunkte sind simpel, aber aussagekräftig. Vor und nach dem Ausfüllen schätzen Sie Ihre subjektive Überwältigung zwischen 0 und 10. Zusätzlich erfassen Sie die Anzahl klar formulierter, kontrollierbarer Schritte in der Handlungsspalte und die Zeit bis zu einer belastbaren Entscheidung (oder einem expliziten nächsten Commit-Schritt). Nach zwei Wochen regelmäßiger

Anwendung sollten Distress-Spitzen abflachen, die Quote »Fakt × kontrollierbar« in der Handlungsspalte steigen und die Entscheidungszeiten sinken. Das ist kein Placeboeffekt, sondern der bekannte Nutzen kurzer, häufiger Reappraisal-Routinen: Sie reduzieren amygdaläre Dringlichkeit und stabilisieren präfrontale Steuerung ohne Informationsverlust.

Typische Fehler lassen sich voraussehen und vermeiden. Häufig werden Deutungen als Fakten notiert (»er war feindselig« statt »Tonlage sarkastisch, zweimalige Unterbrechung«). Ebenso oft landen Handlungsoptionen im Nicht-Kontroll-Feld (»die andere Abteilung muss ...«), dies erzeugt Scheinaktivität und hält den Affekt hoch. Und regelmäßig wird die Trias-Markierung weggelassen, wenn der Druck groß ist. Damit fehlt der Übersetzer von Diagnose in Dosierung. Gegenmaßnahmen sind schlicht: eine harte Trennung von Beobachtungssprache und Interpretationssprache; das Zwei-mal-zwei-Raster als Pflichtschritt, bevor irgendeine Entscheidung getroffen wird, und das sichtbare E/K/I-Kürzel, das den nächsten Kontakt vorbereitet.

Rollenvarianten erhöhen die Passgenauigkeit. Führung ergänzt in der Handlungsspalte einen expliziten Commit-Satz (»Ich entscheide X, weil Y, und wir überprüfen Z zu T.«), um Verzögerungen zu reduzieren. Beratung fügt eine Zeile »Hypothesen A/B« ein, um Deutungen als testbare Annahmen zu rahmen statt als verdeckte Gewissheiten. Pflege ergänzt körperliche Belastungsmarker (Atemtiefe, Puls, Muskeltonus), um die somatische Seite der Ansteckung sichtbar zu machen. In allen Varianten bleibt die Logik identisch: sehen, trennen, dosieren. Die Landkarte ist damit kein Tagebuch, sondern ein Instrument zur Steuerung: kurz, scharf, replizierbar.

Langfristig lässt sich die Landkarte mit Minimaldaten zu einem persönlichen Profil verdichten: Wo überwiegt »E«, wo »K«, wo »I«? In welchen Kontexten kippt Empathie in Distress, wo wird Ekpathie zu hart, wo wird Indifferenz zu kühl? Aus dieser Verteilung entstehen Trainingsaufträge: übernutzte Empathie verlangt Grenz-Cues, schwache Indifferenz verlangt konsequentes Reframing, dominantes »K« bei heiklen Themen verlangt gezielte Resonanzpraktiken (paraphrasieren, validieren). In Teams lässt sich die Landkarte anonymisiert in Retrospektiven einsetzen: nicht zur Psychologisierung, sondern zur Mustererkennung. Wo häufen sich Induktionen? Wo fehlen kontrollierbare Schritte? Wo wird entschieden, ohne dass das Feld »Fakt × kontrollierbar« gefüllt ist? Diese Auswertung verbessert zugleich psychologische Sicherheit, weil sie affektive Verläufe als Strukturthema, nicht als Schuldfrage behandelt.

Digital oder auf Papier ist sekundär, entscheidend ist die Privacy. Die Landkarte enthält eine sensible Selbstbeobachtung. Sie gehört dem/der Ausfüllenden. Teamnutzung erfolgt freiwillig und aggregiert. Das schützt Integrität und erhöht die Nutzung. Das isteine Praxisfrage und keine Nebensache.

Die Stärke der emotionalen Landkarte liegt in ihrer Nüchternheit. Sie übersetzt die Grundidee dieser Methode – Resonanz ja, Übernahme nein, Distanz ja, Kälte nein und Indifferenz ja, aber positiv – ins tägliche Arbeiten. Durch die Routine der dreifachen Spalte entsteht eine verlässliche Brücke zwischen Empathie und Entscheidung. Genau so wird Selbstführung verkörpert: nicht durch große Bekenntnisse, sondern durch kleine, wiederholbare Eingriffe, die Affekt in Urteil verwandeln.

Die Landkarte ist eine einseitige, standardisierte Vorlage, die drei Ebenen trennt: Wahrnehmung, Bewertung und Handlung. Sie dient der Dekonfusion: Empathie (Signal) bleibt, Induktion (Übernahme) wird sichtbar.

Format
Drei Spalten mit Leitfragen.
Wahrnehmung: Welche Signale habe ich registriert (Wort, Ton, Körper)?
Bewertung: Welche Deutungen habe ich hinzugefügt (Gefahr, Schuld, Dringlichkeit)?
Handlung: Welche Optionen sind faktisch und kontrollierbar?

Anwendung
Nach anspruchsvollen Kontakten fünf bis sieben Minuten ausfüllen. Markieren Sie jeden Eintrag als *E* (Empathie erhöhen), *K* (Ekpathie/Grenze erhöhen) oder *I* (Indifferenz/Reframing vertiefen). Ziel ist eine bewusste, situative Wahl der Trias.

Messpunkte
Subjektive Überwältigung (0–10) vor/nach dem Ausfüllen, Anzahl klar formulierter, kontrollierbarer Schritte und Reduktion der Zeit bis zur Entscheidung. Nach zwei Wochen sollten Distress-Spitzen sinken und die Quote »Fakt × kontrollierbar« steigen.

Typische Fehler
Deutungen als Fakten notieren, Handlungsoptionen im Nicht-Kontroll-Feld verorten und Trias-Markierung auslassen.

7.2 Techniken zur Stärkung von Ekpathie und positiver Indifferenz

Ekpathie und positive Indifferenz sind keine Charakterzüge, sondern verlässliche Verfahren. Trainierbar werden sie dort, wo Neubewertung und Distanzierung gekoppelt werden: Reappraisal senkt die affektive Lautstärke und Selbstdistanzierung hält die Selbst-Fremd-Grenze stabil. Entscheidend ist die Kürze der Interventionen und ihre Einbettung in reale Situationen. Je näher am Ereignis, desto besser die Transfereffekte auf Urteilsqualität und Handlungsfähigkeit. Neurowissenschaftlich stützen Metaanalysen die Wirksamkeit dieses Doppelschritts: Reappraisal rekrutiert präfrontale Kontrollareale und moduliert amygdaläre Reaktivität, wodurch Information erhalten bleibt, ohne das System zu überfluten. Praktisch entsteht daraus eine minimalistische Didaktik: kurze Cues vor, während und nach belasteten Interaktionen und kleine, häufige Wiederholungen statt seltener »Großübungen«.

1. *Grenz-Cueing in drei Sätzen (≈ 60 Sekunden):*
   Die Technik ist eine ekpathische Minimalroutine, die Rollenklarheit, affektive Präsenz und Grenzführung in eine knappe Sprachhandlung verdichtet. Vor dem Gespräch markiert ein leiser Rollensatz die Zuständigkeit (»Mein Auftrag ist …, ich verantworte … und ich bin nicht zuständig für …«). Während des Gesprächs wird Affekt sichtbar, aber nicht übernommen (»Ich benenne die Wut/Angst. Wir parken sie und kommen um 13.00 Uhr darauf zurück.«). Nach dem Gespräch erfolgt die Rückgabe (»Das Gefühl gehört zu Ihrer Lage, ich bleibe beim Auftrag.«). Wirksam ist diese Sequenz, weil sie zwei Prozesse gleichzeitig auslöst: kognitive Selbstdistanzierung (die Ich-Position wird an Rolle/Auftrag gebunden) und Reappraisal (der Affekt wird als Information gerahmt, nicht als Imperativ). In Folgemessungen sinkt der *personal distress,* während *empathic concern* stabil bleibt – genau jene Trennung, die Überidentifikation verhindert und Beziehung tragfähig hält.

2. *Reappraisal-Prompt (≈ 90 Sekunden):*
   Reappraisal ist die nüchterne Umkodierung der Situation, bevor entschieden wird. Der Prompt lautet in drei Fragen: »Welche ebenso plausible, nüchterne Erklärung übersehe ich? Welche Daten fehlen? Was ist jetzt kontrollierbar?« Die Antworten werden stichwortartig notiert. Eine Entscheidung erfolgt erst, wenn mindestens ein belastbarer Schritt im Feld »Fakt × kontrollierbar« identifiziert ist. Die Wirkung ist doppelt: die semantische Rekontextualisierung reduziert die amygdaläre Dringlichkeit und die präfrontale Prio-

risierung erhöht den Handlungsfokus. Im Alltag genügt eine Minute. Entscheidend ist die Schriftlichkeit. Sie zwingt zur Präzision und verhindert, dass Affekt in heuristische Kurzschlüsse fließt.

3. *Selbstdistanzierung durch innere Rede (≈ 30 bis 60 Sekunden):*
   Die mikrolinguistische Verschiebung von der ersten in die dritte Person (»Hoffmann entscheidet X, weil Y, und er überprüft Z am …«) wirkt wie ein kognitiver Abstandshalter: Die Ich-Beteiligung am Affekt nimmt ab, Kohärenz und Regelbindung der Entscheidung nehmen zu. Der Mechanismus ist simpel: Durch die selbstreferenzielle Markierung als »er/sie« wird die Selbstrepräsentation vom akuten Affekt entkoppelt. Re-appraisal greift leichter, weil die Perspektive bereits gewechselt ist. In Hochbelastungsumgebungen genügt ein einziges, lautlos formuliertes Satzpaar unmittelbar vor der Commit-Formulierung.

4. *Mitgefühl-ist-kein-Mitleid-Training (≈ 10 Minuten):*
   Empathie (Mitschwingen) und Mitgefühl (wohlwollende Intention) sind neurofunktional unterscheidbar. Letzteres schützt nachweislich vor affektiver Überlastung. Die Übung trennt deshalb in zwei Sequenzen: drei Minuten empathische Wahrnehmung (präzises Spiegeln ohne Übernahme), gefolgt von sieben Minuten kultivierter, nicht-verschmelzender Wohlwollen-Intention (»Möge die andere Person Entlastung finden«). Bildgebungsstudien zeigen: Empathie-Training steigert Aktivität in Schmerz/Insula-Netzwerken, Mitgefühlstraining rekrutiert Belohnungs-/Verbundenheitsnetzwerke – subjektiv: weniger Erschöpfung, mehr tragfähige Wärme (Klimecki/Leiberg/Ricard/Singer 2014, S. 1666–1670). Für die Praxis genügt ein tägliches Zehn-Minuten-Fenster. Die Wirkung zeigt sich in weniger Zynismus und stabilerer Präsenz.

Diese Techniken wirken am besten in einer festen Taktung: kurz vor Gesprächen Grenz-Cueing, in heiklen Passagen Selbstdistanzierung, vor Entscheidungen Reappraisal und nach intensiver Exposition Mitgefühl-Sequenzen. Die Reihenfolge lässt sich situativ variieren, der Kern bleibt: Distanz schaffen, Bedeutung neu ordnen, präzise entscheiden. Als Qualitätsindikatoren dienen drei einfache Marker: subjektive Überwältigung (0–10) vor/nach der Interaktion, Zeit bis zur belastbaren Entscheidung und eine Beziehungseinschätzung des Gegenübers. Sinkt die Überwältigung um mehr als zwei Punkte bei stabiler Beziehungseinschätzung und bis zu fünf Minuten Entscheidungsdurchlaufzeit, greift die Schleife.

Grenz-Cueing scheitert, wenn Rollensätze generisch bleiben. Abhilfe schafft eine Spezifizierung (»Ich verantworte heute A/B, nicht C.«). Reappraisal wird wirkungslos, wenn Deutungen als Fakten notiert werden. Hier hilft das Zwei-mal-zwei-Raster »Fakt/Deutung × kontrollierbar/nicht kontrollierbar« als Zwang zur Klassifikation. Selbstdistanzierung kippt in Kälte, wenn sie ohne anschließende Validierung kommuniziert wird. Die Kombination »kurze Distanz plus explizite Anerkennung der Lage« hält Nähe. Das Mitgefühl-Modul verliert an Klarheit, wenn es in Selbsttröstung abgleitet. Die Formel »für die andere Person wünschen, ohne etwas an sich zu ziehen« korrigiert das.

In Teams lassen sich die Mikrointerventionen als kollektive Rituale verankern: ein 60-Sekunden-Grenz-Check-in zu Beginn konfliktsensitiver Sitzungen, ein schriftlicher Reappraisal-Prompt vor Priorisierungsrunden, ein 30-Sekunden-Distanzierungsfenster unmittelbar vor dem Commit und ein kurzes Mitgefühl-Debrief am Ende hochaffektiver Sprints. Solche Artefakte erhöhen psychologische Sicherheit, weil sie aus stiller Norm (»immer empathisch sein«) eine sichtbare Norm (»kalibriert empathisch und grenzklar handeln«) machen – mit messbaren Effekten auf Voice-Rate, Fehlerreporting und Entscheidungsdurchlaufzeit.

Die kognitive Arbeit wird durch einfache somatische Cues stabiler: ein kurzer Ausatem-Fokus (verlängerter Ausatmen-Reflex dämpft Erregung), eine entlastete Körperhaltung (Schultern, Kiefer) und die Blickfixierung auf einen neutralen Punkt zu Beginn der Distanzierung. Diese Elemente sind keine Esoterik, sondern die Senkung von Rauschen, damit Reappraisal greifen kann. Das ist eine technische Vorbedingung, keine Methode für sich.

Sinnvoll ist ein vierwöchiger Mikroschulungszyklus mit drei Kennzahlen: subjektive Überwältigung, Entscheidungsdurchlaufzeit, Rework-Quote. Ergänzend ein kurzes Selbstbild/Fremdbild-Rating der Trias (Empathie/Ekpathie/Indifferenz; 0–10). Zielt die Kurve auf weniger Rauschen und schnellere, begründete Commits bei stabiler Beziehungsqualität, ist der Transfer gelungen. Fällt die Beziehungsqualität, wurde Distanzierung ohne Validierung trainiert, steigt die Durchlaufzeit, fehlt Reappraisal-Disziplin, und steigt die Überwältigung, fehlt Grenz-Cueing.

Die Didaktik bleibt spartanisch: wenige Sätze, klare Reihenfolge, häufige Wiederholung. Ekpathie entsteht als geübte Grenzsetzung in Echtzeit, positive Indifferenz als geübte Unparteilichkeit der Aufmerksamkeit. Zusammen stabilisieren sie die Schleife, in der Empathie Information bleibt, Urteilskraft intakt bleibt und Handeln wieder leicht wird – ohne Verlust an menschlicher Wärme und ohne mythologische Überhöhung der »emotionalen Kompetenz«.

Ekpathie und positive Indifferenz sind trainierbar. Entscheidend ist die Kopplung von Reappraisal (Neubewertung) und Selbstdistanzierung (Perspektivwechsel), um affektive Lautstärke zu senken, ohne Information zu verlieren.

1. **Grenz-Cueing in drei Sätzen (60 Sekunden).**
   Vor dem Gespräch: »Mein Auftrag ist ... Ich verantworte ... Und ich bin nicht zuständig für ...«.
   Währenddessen: »Ich sehe/nenne den Affekt. Wir parken ihn und kehren um 13.00 Uhr zurück.«
   Nachher: »Das Gefühl gehört zu Ihrer Lage. Ich bleibe beim Auftrag.«
   Wirksamkeit: senkt *personal distress,* hält *empathic concern* stabil.

2. **Reappraisal-Prompt (90 Sekunden).**
   »Welche alternative, nüchterne Erklärung ist mindestens ebenso plausibel? Welche Daten fehlen? Was ist *jetzt* kontrollierbar?« - Kurz notieren, erst dann entscheiden.

3. **Selbstdistanzierung via innerer Rede (30 bis 60 Sekunden).**
   Eigenname/3. Person: »Hoffmann entscheidet X, weil Y. Er überprüft Z am ...« - Reduziert Affektbeteiligung und erhöht Kohärenz.

4. **Mitgefühl-ist-kein-Mitleid-Training (10 Minuten).**
   Zwei Sequenzen: drei Minuten empathische Wahrnehmung (Spiegeln ohne Übernahme) und sieben Minuten wohlwollende Intention (»Möge der/die andere Entlastung finden.«) ohne Selbstverschmelzung. Studien zeigen unterschiedliche neuronale Profile von Empathie- und Mitgefühlstraining: Mitgefühl schützt vor Überlastung.

7.3 Rollenspiele und szenische Übungen für Teams

Teams lernen nicht im Abstrakten, sondern in der Reibung konkreter Situationen. Szenische Übungen schaffen genau diesen Reibungsraum und erhöhen psychologische Sicherheit, sofern sie sauber gerahmt, transparent ausgewertet und an reale Arbeitsaufgaben rückgebunden werden. Sicherheit entsteht dabei nicht aus Schonung, sondern aus Vorhersagbarkeit: Alle wissen, worum es geht, wie lange es dauert, wer welche Rolle hat und nach welchen Kriterien ausgewertet wird. In dieser Struktur können Affekte sichtbar werden, ohne Personen zu überfahren: aus Emotion wird Information und aus Information wird Entscheidung. Studien zu psychologischer Sicherheit belegen, dass Teams, die in kurzen, hochfokussierten Lernschleifen verhandeln, mehr »Voice«-Beiträge, früheres Fehlermelden und schnellere Klarheit zeigen – vorausgesetzt, die Rahmung ist klar und die Moderation konsistent. Die folgenden Formate sind so konstruiert, dass sie Empathie, Ekpathie und positive Indifferenz als Mikropraxen trainieren, ohne sich in einem Rollentheater zu verlieren. Entscheidend ist die Wiederholbarkeit: lieber häufig und kurz als selten und episch.

»Heißes Protokoll« (15 Minuten): Das »Heiße Protokoll« ist eine präzise Verdichtung realer Eskalation in ein 15-Minuten-Labor, das nicht Moral, sondern Mechanik sichtbar macht. Ziel ist nicht, herauszufinden, wer »recht« hatte, sondern wie Rhythmus, Stimme und Grenzangebote Entscheidungen ermöglichen oder verhindern. Die Methode zerlegt Interaktion in drei eng getaktete Phasen und zwingt damit die Trennung von Rohsignal, Induktion und Regelung. Entscheidend ist die formale Strenge: keine Diskussion in Phase eins, keine Deutung in Phase zwei, keine Weichzeichner in Phase drei. So entsteht die minimale, aber ausreichende Datentiefe, um Affekt in Information und Information in Handlung zu übersetzen.

Die ersten fünf Minuten reproduzieren die Szene in komprimierter Form. Der Auftrag an die Beteiligten lautet nüchtern: »Spielen Sie genau so, wie es eskaliert ist – ohne Pädagogik, ohne Rücksicht.« Der Fokus liegt auf Timing, Stimme, Blickführung und Redeanteilen. Timing meint Mikrosekunden: Wer fällt wem ins Wort, wie lange bleiben Pausen bestehen, wie schnell steigt die Lautstärke? Stimme meint Registerwechsel: Tonhöhe, Druck, plötzliche Beschleunigung, ironische Färbungen. Blickführung zeigt Prioritäten: Wird Verantwortung adressiert oder ausgewichen? Die Verteilung der Redeanteile legt blinde Stellen offen: Zu viel Senden, zu wenig Fragen, und zu viele Verteidigungen, zu wenig Commit. Wer moderiert, hält die Zeit: Nach exakt fünf Minuten wird abgebrochen, auch wenn die Szene »mittendrin« steht. Das ist Absicht. Unfertigkeit konserviert Affektdichte und macht sichtbar, wie früh Regelung nötig gewesen wäre.

Die zweite Fünf-Minuten-Phase ist Metareflexion, aber keine Gruppentherapie. Sie folgt drei Fragen in strikter Reihenfolge. *Erstens:* Welche Affekte traten wo auf? Die Antworten werden an Zeitmarken gekoppelt (»00:47 Ärger bei A«, »02:15 Verlegenheit bei B«, »03:40 Gereiztheit bei A+B«), nicht an Deutungen. Keine Ursachen, keine Zuschreibungen, nur Vorkommen und Zeitpunkt. *Zweitens:* Was davon war Signal, was Induktion? Signal heißt: informationshaltig für Auftrag und Entscheidung (z. B. Angst als Indikator realer Risiken, Ärger als Indikator blockierter Rollenklärung). Induktion bedeutet: affektive Ansteckung ohne Auftragsrelevanz – der Sog, der die Gesprächslogik entführt. Diese Unterscheidung drückt die affektive Lautstärke herunter, ohne den Informationsgehalt zu verlieren. *Drittens:* Welche Grenzangebote oder Grenzüberschreitungen waren erkennbar? Hier zählen Formulierung, Geste und räumliche Nähe. Ein Satz wie: »Jetzt hören Sie mir endlich zu!«, ist kein Inhaltsargument, sondern ein Grenzsignal. Ein starrer Blick, ein Schritt nach vorn, ein Lachen an der falschen

Stelle – das alles sind Artefakte, die Zugehörigkeit, Status und Bedrohung markieren. Moderation bedeutet in diesem Schritt vor allem, knappe, protokollartige Sprache zu erzwingen, Speicherpunkte zu setzen und auf gegenseitige Diagnose zu verzichten. Die Wirkung ist regelhaft: Affektansteckung verliert ihre Unsichtbarkeit und damit ihre Macht, gleichzeitig steigen Genauigkeit und Bandbreite kognitiver Empathie, während die selektive Wahrnehmung sinkt.

Die dritte Fünf-Minuten-Phase reinszeniert dieselbe Szene: jetzt mit zwei Interventionen, die die Regelung testen. Erstens Grenz-Cueing in der Sprache: »Mein Auftrag hier ist …; ich bin nicht zuständig für …« Dieser Satz ist keine Härtegeste, sondern ein Filter. Er trennt Person und Rolle und verhindert, dass induzierte Affekte in die Entscheidungslogik einsickern. Zweitens das Zwei-mal-zwei-Reframing in Echtzeit: »Fakt/Deutung × kontrollierbar/nicht kontrollierbar«. Ein Sprecher benennt hart und knapp die vier Felder (»Fakt/kontrollierbar: Maßnahme A; Fakt/nicht kontrollierbar: Deadline; Deutung/kontrollierbar: unsere Annahme über B; Deutung/nicht kontrollierbar: Motivzuschreibung C«). Diese Rasterung dämpft die Dringlichkeit, weil sie die Handlung von Unveränderlichem trennt, und erzeugt Priorität, weil sie das Beeinflussbare markiert. Entscheidend ist, dass beide Interventionen nicht als Vorträge, sondern als »Mikro-Stopps« in die Szene eingespeist werden: ein Satz, zehn Sekunden, weiter sprechen. Nach fünf Minuten wird erneut abgebrochen.

Das Qualitätskriterium ist unemotional und hart messbar: weniger Unterbrechungen, klarere Commit-Sätze, sichtbare Trennung von Mensch und Problem. »Weniger Unterbrechungen« bedeutet keinen höflichen Ton, sondern funktionsfähiger Takt: Sätze enden, Fragen werden nicht überfahren, Pausen dienen der Entscheidung statt der Eskalation. »Klarere Commit-Sätze« bedeutet eine Formulierung, die Entscheidung, Begründung und Review-Zeitpunkt koppelt (»Ich entscheide X, weil Y, und wir überprüfen Z am T.«). »Trennung von Mensch und Problem« zeigt sich daran, dass Affekte gültig benannt, aber an die Sache zurückgebunden werden: kein Charaktergutachten, keine Rettungspose, stattdessen Artefakte (Matrix, Meilenstein, Eskalationspfad), an denen sich Verantwortung festmacht.

Warum wirkt dieses Kurzformat? Weil es drei Mechanismen gleichzeitig bedient. Erstens externalisiert es Affektansteckung. Was in der Szene bislang »natürlich« passierte – ein Blick, eine Silbe, ein Seufzer – wird als Steuerimpuls sichtbar und damit verhandelbar. Zweitens erhöht es die Präzision kognitiver Empathie. Statt globaler Labels (»toxisch«, »unsicher«) entstehen punktgenaue Beobachtungen (»bei 02:15 brach die Stimme, als die Deadline erwähnt wurde«), die für Entscheidungen taugen. Drittens senkt es die Kosten sozialer Korrektur. Nicht Personen werden kritisiert, sondern Sequenzen werden umgebaut. Das senkt Gesichtsverlust und erhöht die Bereitschaft, Neues sofort zu erproben – genau der Hebel, über den psychologische Sicherheit Lernen in Leistung überführt.

Die Umsetzung verlangt Disziplin in drei Punkten.

1. *Die Zeitkanten:* fünf, fünf, fünf Minuten. Kein Hinausziehen, kein Trostpflaster.
2. *Die Sprache:* protokollarisch in Phase zwei, minimalistisch in Phase drei.
3. *Die Rollenreinheit:* Eine Person moderiert, zwei bis vier spielen, der Rest beobachtet stumm. Verstöße sind erwartbar und selbst Material: Wer in Phase zwei interpretiert, zeigt just jene Tendenz zur Moralisierung, die Entscheiden ersetzt. Wer in Phase drei referiert statt interveniert, belegt, warum Debatten Zyklen verlängern.

Varianten ergeben sich aus Kontext. In der Verhandlung wird das Zwei-mal-Zwei um BATNA-Markierungen ergänzt. In der Pflege wird das Grenz-Cueing als Containment formuliert (»Ich sehe die Angst und ich bleibe bei den medizinischen Schritten und komme darauf zurück.«). Im Teamkonflikt wird das Commit an Artefakte gebunden (Matrix final, Übergaben täglich 9.00 Uhr, Review in zwei Wochen). Der Kern bleibt identisch: erst Szene roh, dann Affekte als Zeitmarken, dann Re-Inszenierung mit zwei präzisen Reglern. Wenn das Protokoll regelmäßig gefahren wird – einmal pro Sprint, einmal pro kritische Schicht –, sinkt die Unterbrechungsrate, steigen Commit-Qualität und Lernfähigkeit und der Unterschied zwischen »wir reden darüber« und »wir entscheiden das« wird institutionalisiert. Genau darin liegt sein Wert: Es professionalisiert den Umgang mit Affekt, ohne Wärme zu verlieren, und verwandelt Eskalation in Datenspender und Trainingsfeld zugleich.

»Perspektiv-Swap« (12 Minuten): »Perspektiv-Swap« ist eine kurze, hochkonzentrierte Denkübung, die Perspektivübernahme als kognitive Tätigkeit sichtbar macht und ihre Wirkung sofort messbar werden lässt. Die Dramaturgie ist bewusst knapp: zwölf Minuten, klar getaktet, mit harter Rollenlogik und minimaler Sprache. Zwei Parteien – A und B – beginnen jeweils in ihrer Ausgangsrolle, formulieren in einer Minute den Kern ihrer Position (Ziel, Restriktionen, rote Linien), dann folgt der eigentliche Rollenwechsel: A spricht als B, B spricht als A. Jede Seite verhandelt vier Minuten »unter umgekehrten Vorzeichen« und muss dabei nicht nur Worte wiederholen, sondern die innere Logik der Gegenseite herstellen: Welche Ziele sind primär, welche sekundär? Welche Zwänge sind hart, welche verhandelbar? Welche Konzessionen sind plausibel, ohne die Gesichtswahrung zu gefährden? Anschließend kehren beide in ihre Originalrollen zurück und nutzen ein ebenso kurzes, scharfes Feedbackfenster: »Welcher Satz erhöhte meine Bereitschaft? Welcher Satz senkte sie –

und warum?« Dieser letzte Schritt fixiert Wirkung statt Absicht und zwingt zur sprachlichen Präzision im Millimeterbereich.

Der unmittelbare Effekt ist doppelt. Erstens erzwingt der Swap echte Modellbildung. Statt die Gegenseite zu karikieren, muss ihre Entscheidungslogik in eigenständigen Sätzen rekonstruiert werden. Das stärkt kognitive Empathie – die Fähigkeit, Perspektiven, Ziele und Zwänge zutreffend zu repräsentieren –, ohne affektive Übernahme zu induzieren. Der Kopf arbeitet, das Gefühl bleibt dosiert. Aus gutem Grund: Wer unter Zeitdruck die fremde Rationalität sauber modelliert, reduziert Rauschen. Signale werden zu Hypothesen und Hypothesen zu testbaren Annahmen. Zweitens wird sprachliche Wirksamkeit körperlich spürbar. Sätze mit impliziter Schuldzuschreibung (»Sie haben …«, »Ihr Versäumnis …«) senken die Bereitschaft zuverlässig, präzise Bedarfs- und Angebotslogiken (»Wenn X für Sie Priorität hat, kann ich Y liefern, sofern Z gilt.«) erhöhen sie. Die Lektion ist nüchtern: Nicht Wärme entscheidet, sondern Passung. Worte, die Rollenlogiken respektieren, öffnen und Worte, die Identität attackieren, schließen. In der Summe steigt die Anschlussfähigkeit der Argumente, während die Eskalationsenergie sinkt – Motive und »rote Linien« werden artikulierbar, ohne Gesichtsverlust zu erzeugen.

Damit die Übung ihre Wirkung entfaltet, braucht er drei Regeln. *Erstens Rollenreinheit:* Während der Swap-Phase gilt die fremde Rolle absolut. »Als B« darf A nur sprechen, wenn jeder Satz aus B's Interessenlogik begründet werden kann. Das verhindert Zerrbilder und trainiert saubere Perspektivkoordinaten. *Zweitens Zeitdisziplin:* Vier Minuten sind bewusst knapp. Sie erzwingen Priorisierung – das Wesentliche tritt hervor, rhetorische Polster fallen weg. *Drittens Wirkungsfeedback:* Nach dem Swap gibt es keine Debatte über Absichten, sondern nur zwei Antworten pro Person – ein Satz, der Bereitschaft erhöht hat, und einer, der sie gesenkt hat, jeweils mit einem Grund. Diese Minimalrückmeldung verschiebt Aufmerksamkeit von Gesinnung auf Wirkung, erhöht psychologische Sicherheit und beschleunigt Lernen, weil niemand sich rechtfertigen muss, sondern nur die Wirkung seiner Formulierungen prüft.

Der kognitive Mechanismus ist klar: Perspektivübernahme funktioniert als »Generieren und Testen« von Modellen. Wer die Gegenseite glaubwürdig sprechen kann, hat ein besseres Modell, wer es nicht kann, entdeckt die Lücken. Der soziale Mechanismus ist ebenso klar: Sprache, die die Entscheidungslogik des anderen respektiert, wird als kooperativ gelesen. Sprache, die Motive unterstellt oder Schuld vergibt, wird als Angriff aufgefasst. Der Swap zwingt zur ersten und entmutigt die zweite. Teams berichten bereits nach wenigen Durchläufen eine veränderte Grammatik: mehr Hypothesenmarkierungen (»Ich vermute …«), mehr Validierungen (»Ich habe Sie so verstanden …«), weniger Zuschreibungen. Genau diese Muster entschärfen Konflikte strukturell und begünstigen Kooperation unter Unsicherheit, weil sie die »Emotion-als-Information«-Dynamik produktiv kanalisieren: Affekte werden als Hinweise genutzt, nicht als Hebel der Erpressung.

In der Praxis empfiehlt sich eine schmale, konsequente Vorbereitung. Jede Seite notiert vor Beginn drei Einträge: Ziel in einem Satz, harte Restriktion, verhandelbarer Bereich. Mehr nicht. Alles Weitere entsteht im Swap. Während der vier Minuten »in fremder Rolle« gilt eine Minimalgrammatik: Bedarfsformeln (»Mir ist zentral …«), Angebotsformeln (»Ich kann …, sofern …«) und Bedingungsformeln (»Unter der Bedingung, dass …«). Tabu sind Moralisierungen, Vergangenheitsabrechnungen oder Diagnosen der Person. Wer unsicher wird, stellt eine Verständnisfrage »aus der Rolle heraus« (»Welche Folge wäre für mich inakzeptabel?«), um Modelllücken sauber zu schließen. Das Feedbackfenster danach wird protokolliert – zwei Sätze pro Person –, damit die wirksamen und unwirksamen Muster in künftige Gespräche rückgekoppelt werden.

Typische Fehlformen sind erwartbar und gut korrigierbar. Die häufigste ist der »Strohmann-Swap«: Man spielt nicht die fremde Logik, sondern eine schwache Karikatur davon. Gegenmaßnahme: Der Moderator bricht ab, wenn mehr als zwei Sätze im Modus der Zuschreibung auftauchen, und fordert eine Präzisionsformel ein: »Als B ist mir X deshalb wichtig, weil …« Zweite Fehlform ist der »Therapie-Swap«: Man tröstet statt zu modellieren. Gegenmaßnahme: Rollenauftrag wiederholen, dann in Bedarfs-/Angebotslogik zurückkehren. Die dritte Fehlform ist der »Beweis-Swap«: Man nutzt die fremde Rolle, um die eigene Position zu beweisen. Gegenmaßnahme: Stopp, Rückkehr zum Kern – »Was würde ich als B real fordern, was real anbieten?« Jede Korrektur erfolgt knapp, ohne Tadel, damit psychologische Sicherheit gewahrt bleibt.

Messbar wird der Fortschritt über drei einfache Indikatoren: der Anteil der Sätze im Swap, die die Gegenseite als »zutreffend« markiert, die Zahl der Formulierungen, welche die Bereitschaft erhöht haben, und Reduktion der Zuschreibungs-Trigger (»immer«, »nie«, »Sie haben …«) in Originalgesprächen in den Wochen danach. Ergänzend lässt sich die Entscheidungsdurchlaufzeit in strittigen Themen clustern: Sinkt die Zahl der Zyklen bis zum belastbaren Commit, wirkt die Übung auf die Sache – nicht nur auf die Stimmung.

Der »Perspektiv-Swap« passt damit exakt in die Logik des Regulierungsdreiecks. Er liefert in Phase eins bessere Daten (Resonanz als Modell, nicht als Übernahme), schützt in Phase zwei die Grenze (weil Rollenreinheit Überidentifikation verhindert) und erleichtert in Phase drei das Reframing (weil Optionen bereits in der Logik beider Seiten formuliert wurden). Das Resultat ist keine weichgespülte Harmonie, sondern betriebsfähige Ruhe: Anschlussfähigkeit ohne Preisgabe, Klarheit ohne Kälte und Entscheidung ohne Theater. Genau dafür lohnt sich eine Übung von zwölf Minuten.

»Decision-Drill« (10 Minuten): Der »Decision-Drill« ist eine kleine, strenge Maschine für Klarheit. Er ersetzt diffuse Grübelei durch einen definierten Ablauf von zehn Minuten und macht damit sichtbar, dass viele Entscheidungen nicht schwierig, sondern unstrukturiert sind. Der Ablauf ist immer gleich: Zuerst findet eine Distanzierung für dreißig Sekunden statt. Dann ein kurzer Atemzyklus, eine innere Rede in der dritten Person und ein Schritt gedanklich zurück – genug, um die Affektlautstärke zu senken, ohne die Lage zu vernebeln. Dann zwei Minuten Reappraisal: Fakten von Deutungen trennen, Ziel, Rolle und Kontext in einem Satz schärfen und mindestens eine alternative Rahmung der Situation formulieren. Es folgt eine Minute Optionsformulierung: maximal drei Optionen, jede in einem Halbsatz mit Wirkung und Risiko. Danach eine Minute für den Commit-Satz: »Ich entscheide X, weil Y, und wir überprüfen Z am T.« Schließlich dreißig Sekunden für den Review-Zeitpunkt im Kalender – nicht als Idee, sondern als Termin. Die restlichen fünf Minuten sind Auswertung gegen harte Kriterien: Die Durchlaufzeit der Entscheidung lag unter fünf Minuten, die Begründung war knapp, überprüfbar, rollenkohärent und in der Nachschau liegt die Rework-Quote über einen Zeitraum nicht über zwanzig Prozent. Alles darüber hinaus gehört nicht in den Drill, sondern in die Analyse oder Projektarbeit.

Die innere Logik dieses Protokolls ist die der positiven Indifferenz: Der Drill bestreitet Affekte nicht, er lässt sie sprechen – aber er autorisiert sie nicht. Mit der Distanzierung wird das Rohsignal von seiner Dringlichkeitsfärbung gelöst, die zwei Minuten Reappraisal kontextualisieren und reduzieren Verzerrungen, die verdichtete Optionsformulierung zwingt, zwischen Wahlmöglichkeiten und bloßen Wünschen zu unterscheiden, und der Commit-Satz übersetzt Erkenntnis in Verantwortung. Der Review-Zeitpunkt installiert schließlich die Lernschleife. Was hier als Taktung erscheint, hat eine neurokognitive Entsprechung: Reappraisal rekrutiert präfrontale Kontrollnetzwerke, dämpft die amygdaläre Reaktivität und erhält die Information – ein Profil, das nachweislich konsistentere Entscheidungen erzeugt, weil weniger »Rauschen« in den Prozess eindringt. Die Timebox wirkt zugleich gegen Planungsirrtum auf Prozessebene: Sie begrenzt Aufschub, verhindert Endlosschleifen und erzwingt überprüfbare Begründungen statt endlose Begründungssuche.

Entscheidend ist die Disziplin der Mikrosprachen in jeder Phase. Die Distanzierung besteht aus einem Satz in der dritten Person (»Hoffmann entscheidet jetzt zu Thema X.«) und einem einzigen Atemzug, nicht aus Atemübungen. Das Reappraisal benennt einen Faktensatz (»Was ist unabhängig von meiner Meinung wahr?«), ein Ziel- und Rollenstatement (»Wofür bin ich hier verantwortlich?«) und eine alternative Deutung (»Welche Rahmung reduziert Störung und erhöht Wirkung?«). Die Optionsminute produziert drei Halbsätze, keine Folien: »Option A – Wirkung/Risiko; Option B – Wirkung/Risiko; Option C – Wirkung/Risiko.« Der Commit-Satz darf nur einen Nebensatz enthalten (»weil Y«) und muss einen Review-Zeitpunkt fixieren (»am T, HH:MM«). Die fünf Minuten Auswertung beantworten drei Fragen: Lag die Entscheidung binnen fünf Minuten vor? Ist der Commit-Satz schriftlich, begründet und terminiert? Ergibt die Serie solcher Drills in der Nachschau eine Rework-Quote von höchstens zwanzig Prozent? Wenn eine Antwort »nein« lautet, wird nicht moralisiert, sondern justiert: Distanzierung zu kurz, Reappraisal zu vage, Optionen zu zahlreich und/oder Commit ohne Review – das sind keine Charakterfehler, sondern Taktfehler.

Der Nutzen zeigt sich in wiederkehrenden Lagen. Unter Termindruck sortiert der Drill Dringlichkeit von Relevanz: Er erlaubt, das Nächstbeste bewusst zu wählen, statt das Beste zu vertagen. In Konflikten verhindert er, dass die Entscheidung zur Verlängerung des Gesprächs wird: Die Validierung des Affekts bleibt möglich, aber sie ist nicht mehr der Taktgeber. In unübersichtlichen Projekten erzeugt er eine Schrittkaskade: Ein kleiner, klarer Schritt heute schlägt den großen, perfekten Schritt »demnächst«. Der Drill ist damit keine Reduktion, sondern eine Kompression – er bündelt Wahrnehmung, Bewertung und Entscheidung in einer minimalen, reproduzierbaren Sequenz. Gerade deshalb ist er lernbar und skalierbar: Einzelne trainieren ihn täglich an kleinen Fällen, Teams verankern ihn in Stand-ups, Organisationen koppeln ihn an Decision-Logs und Reviews.

Widerstände sind erwartbar und identifizierbar. Der häufigste ist das Gefühl, »noch nicht genug zu wissen«. Die Antwort ist nicht, den Drill zu verlängern, sondern die Frage zu präzisieren: Reicht das Wissen für den nächsten verantwortbaren Schritt? Wenn nein, wird als Option »Informationsschritt« beschlossen – mit Commit und Review wie jede andere Option. Zweiter Widerstand: »Das wird meiner Komplexität nicht gerecht.« Der Drill behauptet nicht, Komplexität zu reduzieren, er verhindert lediglich, dass Unschärfe Entscheidung verhindert. Er trennt Prozessschritte (Analyse, Stakeholderarbeit, Design) von der Entscheidungsaktion, die die nächste Bewegung ermöglicht. Dritter Widerstand: »Das klingt mechanisch.« Mechanisch ist nur der Takt, der Inhalt bleibt Ihre Sache. Gerade die Mechanik schützt vor Launen.

Mit Wiederholung verschiebt sich der Betriebspunkt. Entscheidungen werden nicht herzlos, sondern rhythmisch, nicht schneller um jeden Preis, sondern pünktlich zu dem Preis, den man bewusst zu zahlen bereit ist. Die positive Indifferenz, die hier trainiert wird, ist kein Kälteprogramm, sondern eine Bewertungsroutine: Affekte werden als Information genutzt, jedoch nicht als Imperativ missverstanden. Distanzierung, Reappraisal, Commitment und Review sind die vier Hähne derselben Leitung. Wer sie in zehn Minuten in Gang setzt, verhindert Stau – im Kopf, im Team und im Prozess. Und genau darin liegt die stille Professionalität dieses Drills: Er ersetzt die Hoffnung auf die »geniale Eingebung im richtigen Moment« durch eine geübte, überprüfbare Abfolge, die unter Druck trägt.

»Emotionsdebrief« am Sprint-Ende (10 Minuten): Das »Emotionsdebrief« ist ein kurzes Entsorgungs- und Ordnungsformat für affektive Restlast. Zehn Minuten genügen, wenn der Takt strikt bleibt und die Sprache präzise ist. Der funktionale Zweck wirkt doppelt: erstens werden Affekte aus dem unsichtbaren Unterstrom in benennbare Ereignisse überführt, damit sie den nächsten Zyklus nicht kontaminieren, und zweitens wird die Teamaufmerksamkeit von Personen auf Prozesse umgelenkt, damit Lernen möglich wird. Der Ablauf folgt drei Runden von jeweils neunzig Sekunden, die klar voneinander getrennt sind. In Runde eins lautet die Leitfrage »Was war faktisch schwierig?« – diese Formulierung zwingt zur Rekonstruktion beobachtbarer Ereignisse mit Zeitmarken (Zeit, Ort, Sequenz), ohne Diagnose und ohne Therapie. Der Effekt ist eine minimale gemeinsame Realität: Aus »es war chaotisch« wird: »Zwischen 10.12 Uhr und 10.20 Uhr sind drei Ad-hoc-Anfragen parallel eingetroffen, der Übergabe-Slot war belegt.« Diese Nüchternheit senkt die Erregung, weil sie den Stoff der Empörung in Daten zurückverwandelt. In Runde zwei folgt »Was habe ich gedeutet?«: Hier werden Zuschreibungen, Befürchtungen und implizite Normen explizit gemacht. Typische Sätze sind: »Ich habe gedeutet, dass die Anfrage eine Machtprobe war«, »Ich habe befürchtet, dass meine Rolle untergraben wird« und »Ich bin von der Norm ausgegangen, dass ›so etwas‹ nicht am Freitag um 17.00 Uhr kommt«. Der normative Mehrwert liegt in der Entkopplung von Fakt und Deutung: Wenn Deutungen als Deutungen markiert werden, verlieren sie den Status quasi-objektiver Wahrheiten und werden zu Material für Reframing. In Runde drei schließlich die Schließung: »Was nehme ich mit, was parke ich?«. Dabei stehen konkrete Lernpunkte auf der einen Seite (»Wir legen vor dem Release einen dedizierten Ad-hoc-Slot von 15.30 Uhr bis 16.00 Uhr an«, »Wir taggen Eingänge höher als Risikoklasse 2 sofort.«) und bewusst zurückgestellte Affekte auf der anderen (»Ärger über die späte Eskalation wird im Retro-Block am Dienstag um 9.00 Uhr aufgenommen.«). Der »Parkplatz« ist hier keine Flucht, sondern ein Container: Er verhindert, dass hochaffektive Themen den Sprintabschluss zerfasern, und garantiert gleichzeitig ihre Wiederaufnahme zu einem passenden Zeitpunkt.

Psychologisch wirkt dieses Format entlang zweier bekannter Mechanismen. Erstens erhöht es die psychologische Sicherheit, weil es Einlassungen als Ressource rahmt, nicht als Angriff. Wer die Kategorie »Deutung« explizit anbietet, entlastet das Sprechen: Subjektive Wahrnehmung darf in den Raum, ohne sanktionsfähige

Wahrheit zu beanspruchen. Diese Rahmung ist die Voraussetzung dafür, dass mehr Stimmen gehört werden und dass Widerspruch nicht defensiv abgewehrt wird – ein Effekt, der mit dem Anstieg von Voice-Beiträgen und der Beschleunigung des Lernens korrespondiert. Zweitens mindert das Debrief affektive Ansteckung. Emotionen verbreiten sich in Teams über Ton, Tempo, Mikromimik und Wortwahl. Unmarkiert erzeugen sie sekundäre Erregungen und dichten Erzählungen (»Alle sind heute gegen mich.«) an. Durch das explizite Benennen dieser Signale – »unser Ton wurde nach Punkt 3 scharf«, »das Sprechtempo zog an, als die Risiko-Zahl auftauchte«, »zwei Augenrollen bei der Ressourcenfrage« – wird das soziale »Aerosol« der Emotion sichtbar und damit neutralisierbar. Sichtbarkeit dämpft Suggestivkraft und was markiert ist, verliert Induktionsmacht.

Damit das Format seine Wirkung entfaltet, braucht es minimale Rollen und klare Regeln. Eine Person moderiert und hält den Takt, eine protokolliert in drei Spalten (»faktisch schwierig«/»gedeutet«/»mitnehmen und parken«), alle anderen sprechen in kurzen Sätzen und verzichten auf Gegenreden während einer Runde. Jede Aussage wird, wenn möglich, mit einem Zeitstempel oder einem beobachtbaren Marker versehen (»um 10.12 Uhr«, »E-Mail-Betreff mit ›urgent‹ in Großbuchstaben«, »Stimmbruch, dann Sprechpause«). Diagnosen (»ineffizient«, »unprofessionell«) werden in beobachtbare Sequenzen oder explizite Normen zurückübersetzt. Das Protokoll schließt mit zwei verbindlichen Resulaten: einem konkreten Prozess-Commit (»Ad-hoc-Slot einführen, Pilot nächste Woche«) und einem Termin für geparkte Affekte (»Retro-Block Dienstag 9.00 Uhr, Thema ›Eskalationsfenster‹«). Das Commit gehört in das Decision-Log, der Affekt in den »Parkplatz« der Retrospektive – zwei getrennte Orte, um Lernen und Entlastung nicht zu vermischen.

Die häufigsten Fehlformen sind antizipierbar und unmittelbar korrigierbar. Wenn Runde eins in Schuldzuweisung kippt (»X hat …«), zieht die Moderation auf die Ebene der Sequenz zurück (»Halten wir uns an Zeit und Reihenfolge.«). Wenn Runde zwei zur Moraldebatte wird, wird der Satzbau erneut normiert (»Ich habe gedeutet …«, statt »Es war …«). Wenn Runde drei zum »Abladen« verführt, erinnert der Container an seine Funktion: parken mit Termin, nicht ohne Ziel prüfen. Entscheidend ist zudem die Dauer. Zehn Minuten sind absichtlich kurz, denn die Dauer ist hier eine Nebenwirkung von Klarheit. Wer länger braucht, verwechselt Debrief mit Therapie. Für hochaffektive Themen steht die Retrospektive bereit. Der Sprintabschluss bleibt ein betrieblicher Abschluss.

In hybriden oder verteilten Teams gelten dieselben Prinzipien, mit zwei technischen Ergänzungen. Kameradisziplin ist keine Höflichkeit, sondern Datenqualität: Mimik und Tempo sind Teil der Information. Der Chat dient ausschließlich der Spalte »faktisch schwierig« (Zeitstempel, Links, Artefakte), nicht der Debatte. Das Protokoll wird unmittelbar im Kanal des Teams veröffentlicht, damit die Lernpunkte in den nächsten Zyklus diffundieren. In hochfrequenten Umgebungen – Support, Pflege, Notfall – kann das Format auf fünf Minuten komprimiert werden, ohne den Kern zu verlieren: je eine Minute pro Runde plus zwanzig Sekunden für Commit und Parktermin. Der Nutzen bleibt identisch: Zynismus sinkt, weil Unzufriedenheit einen Ort und eine Form bekommt, Voice steigt, weil Beiträge als Material für Verbesserung gerahmt werden, und affektive Ansteckung nimmt ab, weil das »Aerosol« benannt und damit entgiftet wird. So bleibt der nächste Sprint nicht zufällig ruhiger, sondern erwartbar klarer und genau das ist der Sinn dieses strengen Rituals.

Damit all die in diesem Kapitel vorgestellten Formate ihre Wirkung entfalten, braucht es eine strenge Moderation und eine explizite Ethik. Strenge bedeutet hier: Zeitdisziplin, Fokusdisziplin, Rollenreinheit. Niemand argumentiert »ad personam«, Hypothesen werden als Hypothesen markiert und die Auswertung folgt vorher bekannten Kriterien: weniger Unterbrechungen, klarere Commit-Sätze, geringere Rework-Quote, höhere Anschlussfähigkeit der Sprache. Die Ethik besteht in der konsequenten Trennung von Person und Problem – genau das leistet Ekpathie als Haltung. Wer Grenzen benennt, betreibt keinen Mangel an Empathie, sondern schützt den Raum, in dem Empathie wirksam bleiben kann. Über die Zeit etabliert sich so eine Teamgrammatik, in der Resonanz, Grenze und Urteil als komplementäre Funktionen verstanden werden. Das Ergebnis ist keine weichgespülte Atmosphäre, sondern eine präzise, belastbare Zusammenarbeit: weniger Störgeräusche, mehr Taktfestigkeit, stabile Beziehungsqualität und eine messbar bessere Lern- und Entscheidungsleistung.

7.4 Leitfaden zur Integration ins tägliche Handeln

Integration ist keine Frage von Willensstärke, sondern von Taktung. Was nicht in kurze, wiederholbare Schleifen übersetzt wird, bleibt Absicht. Drei Mikro-Routinen genügen, wenn diese strikt befolgt, sichtbar dokumentiert und durch minimale Strukturen gestützt werden. Ziel ist nicht mehr Disziplin, sondern weniger Reibung: weniger affektive Übersteuerung, weniger Entscheidungslatenz und mehr Klarheit im Moment der Handlung:

- Der Tagesstart dauert zwei Minuten und erzeugt eine präzise Ausgangslage. Ein Satz bündelt Ziel und Rolle: »Heute sichere ich X in der Rolle Y.« Der Satz zwingt zur Priorisierung: nicht alles, sondern das Relevante. Anschließend wird eine potenziell affektstarke Begegnung identifiziert – die Stelle, an der erfahrungsgemäß Dringlichkeit, Kränkung oder Macht-

konflikt aufflammen. Dazu wird ein Grenz-Cue formuliert: eine klare Selbstinstruktion, die das Gespräch rahmt (»Mein Auftrag ist ...; dafür bin ich nicht zuständig ...«). Diese Vorwegnahme dämpft die Wahrscheinlichkeit, dass die erste Emotion die Architektur des Termins bestimmt, und erhöht die Chance, dass kognitive Empathie vor affektiver Ansteckung greift. Neurokognitiv übersetzt der Satz die anstehende Aufgabe in Reappraisal-Termini. Er hält die Aufmerksamkeit am »Fakt × Auftrag« und reduziert die Impulsivität der frühen, amygdala-geleiteten Bewertung. Der erwartete Effekt ist nüchtern: weniger reaktive Eskalation, mehr antizipierte Klarheit.
- Der Zwischenstopp – drei Minuten nach kritischen Kontakten – verhindert, dass Affekte unbemerkt zu Deutungen gerinnen. Die »Mini-Landkarte« besteht aus drei Einträgen: ein Fakt, eine Deutung, ein kontrollierbarer Schritt. Dazu kommt die folgende Trias. Markierung: E für Empathie erhöhen (mehr Nachfragen, paraphrasieren), K für Ekpathie stärken (Grenze nachziehen, Auftrag explizieren), I für positive Indifferenz (kurzes Reframing, unparteiische Aufmerksamkeit). Dieser Mikrolog leistet zweierlei: Er separiert Wahrnehmung von Interpretation und bindet Handlung an Kontrolle. Damit wird der Reiz in Maß übersetzt, die amygdaläre Dringlichkeit verliert an Gewicht und die präfrontale Priorisierung gewinnt Raum. Praktisch genügt ein halbes Blatt: »Fakt: .../Deutung: .../Kontrollierbarer Schritt: .../ Trias: E/K/I.« Wer diese Karte vierzehn Tage lang nach jedem Hochkontakt führt, beobachtet typischerweise fallende Wiederdurchkau-Zeiten, klarere nächste Schritte und weniger spätes »Zurückrudern«, weil Entscheidungen auf überprüfbaren Elementen ruhen.
- Das Commit-Protokoll schließt die Schleife und kostet maximal sechzig Sekunden: »Ich entscheide X, weil Y, und wir überprüfen Z am T.« Dieser Satz ist kein Formalismus, sondern ein kognitiver Fixpunkt: Entscheidung, Begründung, Review-Zeitpunkt – in einem Atemzug. Er adressiert direkt das Problem der Entscheidungslatenz, die im Alltag leise, aber teuer ist. Durch die explizite Begründung wird die Entscheidung vom Momentaffekt entkoppelt und durch den Review wird die Angst vor Endgültigkeit gesenkt, was die Tendenz zur Aufschiebung notorisch reduziert. Der Satz gehört in ein Decision-Log (physisch oder digital). Sichtbarkeit zwingt zur Präzision und Präzision schützt vor nachträglicher Rationalisierung. Wer das Log wöchentlich rückblickt, erkennt Muster: zu viel Empathie ohne Grenze (»dauernd E«), zu viel Distanz ohne Anschluss (»dauernd I«) oder zu wenige harte Commits.

Diese drei Mikroroutinen reichen, wenn die Organisation minimale Stützen bereitstellt. Rotierende »Hotline«-Rollen verteilen affektive Spitzen, feste Supervision-Slots (30 bis 45 Minuten pro Woche) geben den Container, in dem hoher

Affektdruck professionell geordnet wird und klare Eskalationspfade entkoppeln Verantwortung von Heldentum. Das Job-Demands–Resources-Modell ist eindeutig: Hohe soziale Anforderungen münden erst dann nicht in Burn-out, wenn Erholung, Autonomie und Unterstützung real verankert sind (Bakker/Demerouti 2007, S. 312–318). Strukturelle Stützen sind keine Nettigkeiten, sondern Präventivmedizin: Sie schließen die Regelschleife, die Empathie in tragfähige Handlung überführt, statt sie in *personal distress* verdunsten zu lassen.

Der operative Mehrwert entsteht aus Messbarkeit. Drei Indikatoren genügen, um Wirkung sichtbar zu machen. Erstens die Entscheidungsdurchlaufzeit: Zeit zwischen Auslöser und Commit-Satz. Ziel ist eine kurze, aber nicht überhastete Taktung, im Wiederholfall unter fünf Minuten pro Thema. Zweitens die Rework-Quote: Anteil der Entscheidungen, die binnen zwei Wochen revidiert werden müssen. Das Ziel ist hier unter 20 Prozent, verbunden mit einer klaren Begründung, warum. Drittens die Voice-Rate: der Anteil der Meetings mit mindestens einem qualifizierten Einwand oder einer qualifizierten Ergänzung aus dem Team. dAS Ziel ist ein Anstieg, denn psychologische Sicherheit und kalibrierte Empathie bedingen sichtbares Widersprechen. Wo diese Kennzahlen in die richtige Richtung laufen, steigt erfahrungsgemäß auch die wahrgenommene Fairness und die Qualität der Zusammenarbeit, weil Zuwendung und Strenge sichtbar koexistieren.

Rollen unterscheiden die Dosierung, nicht das Prinzip. Führung benötigt stärkere Ekpathie-Cues, sprich, die Rolle und den Auftrag früh markieren sowie Entscheidungsskalen enger ziehen. Beratung benötigt feinere Empathie-Signale, also Paraphrase, Validierung und Hypothesen als Hypothesen kennzeichnen. Pflege benötigt strikte Timeboxing-Standards: Kritische Phasen werden durch Boundary-Cues geschützt und Debriefings sind nicht optional. In allen Fällen gilt: Die Trias ist kein Charaktertest, sondern eine Technik. Wer am Morgen Ziel mal Rolle schärft, mittags die Mini-Landkarte führt und am Abend das Commit-Protokoll zieht, erzeugt aus Ruhe Richtung. Wer diese Schleifen im Team sichtbar macht – Decision-Log im Kanal, wöchentliche Retro der Trias-Marker – übersetzt Selbstführung in Kultur.

Die Wirkung ist robust: weniger Störgeräusch, mehr Taktfestigkeit, bessere Entscheidungen. Empathie bleibt Informationsquelle und Beziehungskitt, Ekpathie schützt Integrität und positive Indifferenz stabilisiert Urteil. Der Rest ist Wiederholung. Genau dort beginnt die Praxis der psychologischen Selbstführung – nicht im großen Vorsatz, sondern in drei Sätzen, drei Minuten, drei Markierungen, jeden Tag.

Integration entscheidet über Wirkung. Drei Mikro-Routinen genügen, wenn sie strikt befolgt werden.

Tagesstart (2 Minuten):
Ziel mal Rolle in einem Satz, eine potenziell affektstarke Begegnung identifizieren und Grenz-Cue formulieren.
Erwarteter Effekt: weniger reaktive Eskalation, mehr antizipierte Klarheit.

Zwischenstopp (3 Minuten nach kritischen Kontakten):
Mini-Landkarte: ein Fakt, eine Deutung, ein kontrollierbarer Schritt und Trias-Markierung (E/K/I).
Effekt: verringerte Amygdala-Getriebenheit, mehr präfrontale Priorisierung.

Commit-Protokoll (60 Sekunden):
»Ich entscheide X, weil Y; UND wir überprüfen Z am T.« In Decision-Log festhalten.
Effekt: weniger Verzögerungskosten, höhere Nachvollziehbarkeit.

Strukturelle Stützen:
Rotierende »Hotline« zur Lastverteilung; feste Supervision-Slots (30 bis 45 Minuten/Woche) zur Containment-Arbeit und klare Eskalationspfade. Diese Ressourcen sind präventiv gegen Burn-out und *compassion fatigue.*

7.5 Beispielprogramme für Organisationen und Einzelpersonen

Die folgenden Programme sind keine »Seminare«, sondern kompakte Regelschleifen. Sie übersetzen Empathie, Ekpathie und positive Indifferenz in kurze, häufige und messbare Praktiken. Entscheidend ist die Taktung: geringe Dosierung, hohe Frequenz und sofortige Anwendung am Realfall. Jede Einheit koppelt Mikro-Interventionen (Zwei-mal-zwei-Reframing, Grenz-Cueing, Distanzierung) mit Transferaufträgen und minimalen KPIs. So entsteht eine Lernwirkung ohne Produktivitätsverlust. Die erwarteten Effekte stützen sich auf robuste Evidenz zu Reappraisal und Selbstdistanzierung (Buhle et al. 2014, S. 2985–2988; Kross/Ayduk 2011) sowie zu psychologischer Sicherheit (Edmondson 1999).

Programm A – »Kalibrierte Empathie« (Organisation, 8 Wochen)

Ziel ist die kollektive Umstellung von »mehr Empathie« auf »regulierte Empathie«. »Kalibrierte Empathie« stellt eine achtwöchige Umstellung von der Maxime »mehr Empathie« auf die Praxis regulierter Empathie dar. Der Takt ist schlank und verlässlich: wöchentlich eine Einheit von 60 bis 90 Minuten, ergänzt durch tägliche Mikro-Hausaufgaben unter zehn Minuten. Jede Woche hat ein präzises Lernziel, eine kurze Live-Praxis am Realfall, ein sichtbares Artefakt für die Verankerung und eine kleine Messgröße zur Wirkungskontrolle. Die Moderation hält den Rhythmus, das Protokoll führt die Artefakte fort, die Teilnehmenden bringen reale Fälle ein und üben in ihrer eigenen Sprache.

In *Woche 1* wird die Trias als Arbeitsvokabular eingeführt: Empathie als Resonanz zur Informationsgewinnung, Ekpathie als Grenztechnik zur Integritätssicherung und positive Indifferenz als Bewertungsroutine. Das Zwei-mal-zwei-Reframing – Fakt versus Deutung, kontrollierbar versus nicht – wird zum Pflichtschritt vor jeder Priorisierung und das Decision-Log erfasst ab sofort jede relevante Entscheidung mit einem knappen Commit-Satz sowie einem Review-Zeitpunkt. Die tägliche Mikro-Praxis besteht aus einem einzigen Zwei-mal-Zwei zum wichtigsten Reiz des Tages, dokumentiert im Log. *Woche 2* verschiebt den Fokus auf die Grenzführung in heiklen Gesprächen: Grenz-Cues vor, Marker während und Rückgabe nach dem Gespräch werden live trainiert, ein »heißes Protokoll« erfasst in Echtzeit Affektspitzen samt Behandlung, wobei Ton, Tempo und Mikromimik als Daten (nicht als Gebote) gelesen werden. Die Mikro-Praxis: vor zwei Gesprächen pro Tag ein Grenz-Cue setzen, danach in zwei Zeilen »Signal – Induktion« notieren.

Woche 3 verankert den Perspektiv-Swap als kognitive Technik: die Position der Gegenseite sachlich spiegeln, eigene Deutungen als Hypothesen kennzeichnen und Unsicherheit explizit machen. Psychologische Sicherheit wird in einfache Sprachregeln übersetzt, damit Widerspruch als Beitrag und nicht als Angriff gilt. Täglich wird eine zentrale Aussage eines Gegenübers in einem Satz paraphrasiert und als Hypothese markiert. In *Woche 4* werden Reappraisal-Sprints von 90 bis 120 Sekunden mit sprachlicher Selbstdistanzierung geübt. Die innere Rede in der dritten Person dient als kurzer Reset, der Dringlichkeit dämpft, ohne Information zu verlieren. Zweimal täglich wird ein aktueller Stressor kurz umgerahmt und als »Alt-Frame ▸ Neu-Frame« protokolliert.

Woche 5 institutionalisiert das Emotionsdebrief am Ende kritischer Sprints: erst faktisch Schwieriges mit Zeitmarken, dann eigene Deutungen und schließlich »Mitnehmen versus Parken« mit Termin. Gleichzeitig werden klare Eskalationspfade definiert, damit künftig Strukturen, nicht Personen, die Last tragen. Jede:r Teilnehmer:in leitet mindestens ein Debrief an und bringt einen dokumentierten Eskalationsplan ein. *Woche 6* arbeitet mit Kunden- und Pflegefällen, um den Unterschied zwischen Mitgefühl und Mitleid in Formulierungen und Konsequenzen sichtbar zu machen: Rückgabe-Sätze werden geübt, Containment ersetzt Verschmelzung und ein Gespräch pro Woche erhält einen »Parkplatz« mit verlässlicher Rückkehr.

In *Woche 7* werden Entscheidungen unter Zeitdruck simuliert und mit einem KPI-Review der Vorwochen verbunden. Entscheidungs-Timeboxing zur kurzen Distanzierung, Zwei-mal-zwei-Reframing und sofortigen Commit mit Review und die Kennzahlen – Voice-Beiträge, Fehlermeldungen pro Sprint, Durchlaufzeit bis zum Commit, Rework-Quote und subjektiver Distress – werden gemeinsam gelesen, um Ad-hoc-Rework durch bessere Erstentscheidungen zu reduzieren. Zwei Timeboxes pro Tag mit schriftlichem Commit sichern die Praxis. *Woche 8* überführt die Routinen in Standardprozesse: Zwei-mal-Zwei vor jeder Top-Priorisierung, Decision-Log fest im Sprint-Review, Emotions-Debrief als Abschlussritual und Grenz-Cueing in Leitfäden für Eskalationsgespräche. Artefakte werden finalisiert, Zuständigkeiten benannt und Review-Zyklen fixiert. Jede Person formuliert einen einseitigen Transfer-Plan, welche Routinen täglich und welche wöchentlich bleiben und wer welche Kennzahl bis wann misst.

Die Artefakte sind bewusst leichtgewichtig und sichtbar: ein gepflegtes Decision-Log mit Commit-Sätzen und Review-Terminen, ein kompakter Grenz-Cue-Leitfaden samt Rückgabe-Sätzen, ein Zwei-mal-zwei-Template für Priorisierungen, ein dreispaltiges Debrief-Protokoll und ein klarer Eskalationspfad. Der Fortschritt zeigt sich an wenigen robusten Kennzahlen: Die Voice-Rate steigt, weil Beiträge als Ressource gerahmt sind, Fehlermeldungen nehmen kurzfristig zu (niedrige Schwelle) und sinken mittelfristig durch bessere Erstentscheidungen, die Durchlaufzeit bis zum Commit verkürzt sich, weil Distanzierung und Zwei-mal-Zwei zur Routine werden, die Rework-Quote fällt, weil Commit-Sätze mit Review die Lernschleife erzwingen, und der subjektive Distress bleibt stabil oder sinkt trotz höherer Taktfestigkeit. Realistisch sind über acht Wochen ein deutliches Plus in Voice, spürbar kürzere Entscheidungswege und stabile Beziehungseinschätzungen.

Typische Risiken werden antizipiert und unmittelbar korrigiert. Wird Grenz-Cueing als Kälte missverstanden, steht vor dem Commit eine präzise Validierung. Verwässert das Decision-Log, wird Protokollführung zur expliziten Rolle mit Zeitfenster. Füllt jemand das Zwei-mal-Zwei mit Meinungen, erinnert die Moderation an Beobachtbarkeit und Kontrollierbarkeit. Und kippt das Debrief in Moraldebatten, zieht das Format auf Zeitmarken und Deutungen zurück. Entscheidend ist, dass Korrekturen stets gleichzeitig in Sprache, Artefakt und Takt erfolgen. Das Ergebnis ist keine »nettere« Organisation, sondern eine berechenbarere: Empathie liefert hochwertiges Rohmaterial, Ekpathie schützt die Verarbeitung und positive Indifferenz produziert tragfähige Entscheidungen. Kleine Routinen, hohe Frequenz, ehrliche Messung – so wird aus gutem Willen betriebsfähige Ruhe.

Programm B – »Ekpathie kompakt« (Führung, viermal zwei Stunden)

»Ekpathie kompakt« ist ein vierteiliges Führungsprogramm, das Grenzführung unter Belastung nicht als Charakterfrage, sondern als erlernbare Technik etabliert.

- Der Einstieg klärt Rolle und Auftrag mit chirurgischer Präzision: Führung wird als Kombination aus sachlicher Klarheit und zugewandter Form definiert. Anhand von Live-Cases üben die Teilnehmenden Grenz-Cueing in Echtzeit: kurze, eindeutige Rollensätze vor, Marker während und Rückgabeformeln nach heiklen Sequenzen. Ziel ist eine Sprache, die Nähe ermöglicht, ohne Übernahme zuzulassen, und Verantwortlichkeit markiert, ohne Härte zu inszenieren. Am Ende des ersten Moduls steht eine belastbare Selbstdefinition der Führungsrolle, die in kritischen Momenten abrufbar ist.
- Das zweite Modul verbindet BATNA-Arbeit mit kognitiver Empathie. Bevor verhandelt wird, entsteht ein präzises Interessensmodell der Gegenseite (Motive, Zwänge, Optionen), ohne die Affektlogik zu übernehmen. Die eigene Untergrenze wird als innerer Referenzpunkt festgehalten, sodass Nachgiebigkeit Informationsvorteil weicht. Praktisch heißt das: kurze empathische Kalibrierung der Lage, ekpathisches Festhalten an der Alternative, anschließend Re-Kodierung der Optionen auf gemeinsame Rationalität. Führungskräfte lernen, in diesem Dreischritt verlässlich zu bleiben: zugänglich in der Form, unbestechlich in den Kriterien, lösungsorientiert in der Übersetzung.
- Im dritten Modul wird Konfliktsprache trainiert. Die Paraphrase sichert eine gemeinsame Realität, die Hypothesen-Markierung trennt Beobachtung von Deutung und das explizite Parken verschiebt starke Emotionen an einen definierten Punkt, ohne sie zu negieren. So werden Affekte adressiert, ohne die Entscheidungslogik zu verzerren. Die Teilnehmenden arbeiten mit heiklen Sätzen aus ihrem Alltag, schleifen sie auf Kürze und Präzision und prüfen ihre Wirkung in Rollenspielen. Das Ergebnis ist ein Repertoire aus minimalen, aber tragfähigen Formulierungen, die Eskalationsenergie senken und die Sache wieder in den Vordergrund bringen.
- Das vierte Modul verankert Entscheidungs-Timeboxing und das Decision-Log. Entscheidungen erhalten eine knappe Taktung (kurze Distanzierung, kompaktes Reframing, sofortiger Commit) und werden mit einem geprüften

Einzeiler dokumentiert: »Ich entscheide X, weil Y, und wir überprüfen Z am T.« Das Log macht Begründungen sichtbar, schafft Lernschleifen und entemotionalisiert Kurskorrekturen. Als Zielwerte gelten mindestens achtzig Prozent der Entscheidungen mit schriftlichem Commit-Satz und höchstens zwanzig Prozent Ad-hoc-Rework in wiederkehrenden Lagen. Diese Schwellen machen Fortschritt messbar und lenken Aufmerksamkeit vom Eindruck hin zur Wirkung.

Die Wirksamkeit des Programms entsteht nicht aus Härte, sondern aus der geregelten Kopplung von Resonanz und Distanz. Empathie liefert die Daten, Ekpathie schützt die Kriterien, positive Indifferenz stabilisiert das Urteil. Jede Einheit übersetzt diese Logik in kleine, häufige, überprüfbare Handgriffe: Grenz-Cues, die unter Druck tragfähig bleiben, Verhandlungssequenzen, die Optionen oberhalb der Untergrenze sichtbar machen, Konfliktformeln, die Beziehung sichern und Verantwortung halten, und Entscheidungsprotokolle, die Geschwindigkeit erhöhen und Rework senken. Transfer erfolgt durch die unmittelbare Anwendung am Realfall, dokumentiert im persönlichen Decision-Log, und durch kurze Zwischenaufträge zwischen den Terminen. So entsteht ein Führungsmodus, der seinen Rhythmus unter wechselnder Last behält: genug Nähe, um Relevanz zu spüren, genug Distanz, um Verantwortung zu übernehmen, und genug Struktur, um aus Klarheit Konsequenz zu machen.

Programm C – »Indifferenz als Urteilskraft« (Individual, 21 Tage, täglich 10 Minuten)

Dieses Programm etabliert positive Indifferenz als Alltagshaltung in einem kompakten 21-Tage-Protokoll mit täglich zehn Minuten Aufwand. Der Tag beginnt mit einem kurzen Zwei-mal-zwei-Reframing eines erwarteten Reizes. Auf ein Blatt oder in eine Notiz werden vier Felder angelegt: »Fakt« und »Deutung« gekreuzt mit »kontrollierbar« und »nicht kontrollierbar«. In jedes Feld gehört genau ein Stichwort, maximal ein Satz. Ziel ist, das anstehende Thema in weniger als drei Minuten von der affektiven Dringlichkeit zu entkoppeln und den ersten wirksamen Schritt im Feld »Fakt × kontrollierbar« sichtbar zu machen. Wer dazu neigt, zu generalisieren, formt die Deutungen bewusst zu überprüfbaren Annahmen um. Wer kontrollieren möchte, was nicht kontrollierbar ist, benennt das Hinzunehmende präzise und verschiebt Energie auf das Beeinflussbare. So wird Reiz in Maß übersetzt, bevor der Tag das Tempo vorgibt.

Mittags folgt eine 60-Sekunden-Selbstdistanzierung als mikroskopische Reset-Schleife. Der Ablauf ist stumm und streng: ein ruhiger Atemzug, ein innerer Perspektivwechsel in die dritte Person (»[Name] entscheidet …«), ein kurzer geistiger Schritt auf eine gedankliche Zuschauertribüne. Mehr passiert nicht. Die Aufgabe ist nicht, sich zu beruhigen, sondern die affektive Lautstärke so weit zu senken, dass Priorisierung wieder möglich wird. Wer akut unter Sog steht, zählt langsam bis zehn, ohne Inhalte zu bewegen. Wer eher in Grübelschleifen gerät, setzt eine zeitliche Distanzierung davor (»Wie bewerte ich das in drei Tagen?«). Die Minute genügt, um Reaktivität in Aufmerksamkeit zu verwandeln und den Tag auf Kurs zu halten.

Abends schließt ein Drei-Satz-Audit den Zyklus. Satz eins benennt das stärkste wahrgenommene Signal des Tages in einem Wort (»Ärger«, »Druck«, »Unsicherheit«) und koppelt es an eine konkrete Szene. Satz zwei markiert die Induktion, also das, was im eigenen System aufstieg, ohne originär zu sein (»Dringlichkeitsimpuls nach dem Call«). Satz drei definiert den nächsten Schritt in einem Satz mit Verb und Zeitmarke (»Ich entscheide X morgen um 10.30 Uhr und notiere das Review«). Das Audit ist keine Selbstanalyse, sondern ein kurzer Export von Rohdaten in Handlung. Wer mehr schreiben möchte, begrenzt sich auf drei Zeilen. Wer nichts spürt, notiert »kein dominantes Signal« und prüft, ob stattdessen Erschöpfung den Tag dominiert. Entscheidend ist die Konsequenz: Das Audit erzeugt die kleinste Einheit von Klarheit und Verbindlichkeit.

Einmal pro Woche kommt ein 20-minütiges Peer-Coaching oder eine kurze Supervision hinzu. Die Struktur ist immer gleich: drei Minuten Lage, fünf Minuten Rückfragen zur Zwei-mal-zwei-Logik, fünf Minuten zum Abend-Audit (Stimmigkeit von Signal, Induktion, Schritt), sieben Minuten zur Planung der nächsten Woche. Der/Die Partner:in spiegelt ausschließlich Strukturfehler (vertauschte Felder im Zwei-mal-Zwei, fehlende Zeitmarken im Commit, Deutungen, die als Fakten notiert wurden) und vermeidet Ratschläge zur Sache. Dadurch wird die Technik, nicht das Thema optimiert. Wer keine:n Partner:in hat, spricht die Sequenz auf und hört sie am Folgetag ab. Der Effekt der Außenperspektive entsteht auch über das gelaufene Band.

Der Fortschritt wird über drei einfache Marker beobachtet: sinkender Distress über den Tag, höhere Termintreue bei selbstgesetzten Schritten, klarere Commit-Sätze mit begründetem »weil« und fixiertem Review-Zeitpunkt. Wer nach einer Woche feststellt, dass Commit-Sätze fehlen, verlängert das Abend-Audit um zwanzig Sekunden und schreibt sie sichtbar in einen Decision-Log. Wer an der Morgenroutine scheitert, reduziert das Zwei-mal-Zwei auf je ein Wort pro Feld – Präzision geht vor Fülle. Wer mittags regelmäßig vergisst, zu distanzieren, koppelt den Reset an einen festen Auslöser. Nach 21 Tagen ist das Muster etabliert: Reize werden gerahmt, bevor sie treiben, Affekte werden registriert, bevor sie übernehmen, und Entscheidungen werden gefällt, bevor sie zerredet werden. Positive Indifferenz ist dann keine Attitüde, sondern ein stabiler Takt, der den Rest des Tages brauchbarer macht.

Programm D – »Case Clinic für Beratungsteams« (3 Monate)

Die »Case Clinic für Beratungsteams« ist als dreimonatige Taktreihe angelegt, die Verständigung in belastbare Handlung übersetzt. Alle 14 Tage treffen sich die Teams für 90 Minuten und arbeiten ausschließlich an Realfällen. Der Einstieg klärt Auftrag und Rolle in zwei Sätzen, anschließend folgt die Trias-Diagnose: Zuerst wird die Empathie als Erkenntnistechnik genutzt, um die subjektive Realität der Klientenseite präzise zu erfassen, dann wird ekpathisch markiert, was nicht in die eigene Entscheidungshoheit gehört und wo Selbst und Fremd zu trennen sind. Schließlich wird mit positiver Indifferenz der Deutungsrahmen so gesetzt, dass Prioritäten und Kriterien messbar werden. Aus dieser Diagnose werden die kritischen Passagen des Falls im Rollenspiel durchlaufen. Die Sprache bleibt minimal, die Sequenzen sind kurz, die Interventionen werden hart an Wortwahl, Ton und Timing verprobt. Am Ende steht ein eindeutiger Commit, der als einzeilige Formel in das Decision-Log eingetragen wird: Entscheidung, Begründung und Review-Zeitpunkt. So wird jede Sitzung mit einer überprüfbaren Ausgabeseite geschlossen.

Zwischen den Terminen sorgt ein schmaler, aber verbindlicher Transferkanon dafür, dass die Lerneffekte nicht versanden. Pro Fall werden 30 Minuten Shadowing verabredet, in denen reale Interaktionen beobachtet und an der Trias gespiegelt werden. Daran schließt sich eine 15-minütige Mini-Supervision an, um induzierte Affekte zu markieren, Grenz-Cues zu schärfen und Reframing-Entscheide zu justieren. Diese beiden Bausteine sind bewusst kurz gehalten, weil die Wirkung hier nicht aus der Dauer, sondern aus der Frequenz entsteht. Das Material fließt unmittelbar in die nächste Case Clinic zurück und schließt die Schleife zwischen Übung und Praxis.

Der Messrahmen ist schlank und präzise. Gesehen werden Abschlussquote, Rework-Quote, Klientenzufriedenheit und subjektiver Distress im Team. Abschlussquote und Rework zeigen, ob Erstentscheidungen tragen oder nachjustiert werden müssen. Die Klientenzufriedenheit macht sichtbar, ob zugewandte Form und harte Sache zusammenfinden. Der Distress-Index markiert, ob das Team Nähe halten kann, ohne sich zu überlasten. Diese vier Kennzahlen werden zu Beginn jeder Sitzung in drei Minuten aktualisiert und am Ende der Sitzung mit dem Commit gespiegelt. Wenn Zahlen kippen, wird die Trias an der Stelle nachgedreht, an der sie schwächelt: mehr empathische Kalibrierung, wenn Information dünn ist, klarere ekpathische Rollensprache, wenn Grenzen verwischen, und schärferes Reframing, wenn Entscheidungen aufweichen.

Inhaltlich verfolgt das Programm ein einfaches Zielbild: Empathie wird zur Erkenntnistechnik, die Signale in verwertbare Daten verwandelt, Ekpathie wird zur Grenztechnik, die Selbst und Fremd trennt und Verantwortung stabilisiert, und positive Indifferenz wird zur Bewertungsroutine, die Affektinformation nutzt, ohne ihr zu gehorchen. Diese drei Funktionen werden in jeder Sitzung sichtbar gemacht, geübt, protokolliert und im Alltag überprüft. Aus »Verstehen« wird auf diese Weise zügig »Handeln«, und aus Handeln wird Lernen, weil jeder Commit mit einem Review-Zeitpunkt gekoppelt ist.

Das gemeinsame Prinzip aller hier vorgestellten Programme ist die Umstellung von Einsicht auf Taktung. Einsicht ändert wenig ohne Rhythmus. Kurze Routinen, hohe Frequenz und konsequentes Messen – so wird aus Empathie Anschlussfähigkeit, aus Ekpathie Integrität und aus positiver Indifferenz Urteilskraft. Der Schlusspunkt ist nüchtern: Ziel ist keine sanfte Harmonie, sondern eine betriebsfähige Ruhe. Genug Nähe, um Relevanz zu spüren, genug Distanz, um Verantwortung zu übernehmen. Genau dort beginnt psychologische Selbstführung als Future Skill.

8 Ausblick: emotionale Meta-Kompetenz als strategischer Erfolgsfaktor

Dieses Schlusskapitel schaltet vom *Wie* zum *Wozu*. Bis hierher haben wir Empathie, Ekpathie und positive Indifferenz als präzise Techniken entwickelt: Resonanz zur Informationsgewinnung, Grenzführung zur Integritätssicherung, Indifferenz als unparteiische Bewertungsinstanz. In komplexen Umwelten reicht Technik allein jedoch nicht. Entscheidend ist die strategische Richtung, in die diese Techniken wirken. Die ▸ Kapitel 8.1 bis 8.4 bilden dafür die Klammer: Sie zeigen, wie psychologische Selbstführung zur tragfähigen Infrastruktur für Personen und Organisationen wird – nicht als moralisches Ideal, sondern als funktionaler Ordnungsrahmen für Handeln unter Unsicherheit.

▸ 8.1 setzt den Kernbegriff: *emotionale Freiheit*. Gemeint ist kein emotionales Vakuum, sondern die Fähigkeit, Nähe und Distanz situativ zu koppeln. Wer relevante Affektinformationen wahrnimmt, ohne sich absorbieren zu lassen, bleibt handlungsfähig, wenn Kontexte kippen, Rollen wechseln oder Widerspruch zunimmt. Diese Freiheit ist weder Temperament noch Zufall. Sie entsteht aus trainierten Regelschleifen, die Reiz in Maß übersetzen. Das Ergebnis ist keine Gelassenheit um ihrer selbst willen, sondern eine stabile Funktionshöhe: Entscheidungen erfolgen zeitnah, begründet und reversibel, ohne Beziehungskapital zu verbrennen. So entsteht das, was in volatilen Systemen zählt: Verlässlichkeit, die nicht starr macht, und Beweglichkeit, die nicht beliebig wird.

▸ 8.2 verschaltet die Trias mit anerkannten Zukunftskompetenzen. Psychologische Selbstführung ist kein Nebenfach, sondern ein Verstärker. Wo Empathie sauber kalibriert ist, erhöht sich die Qualität von Perspektivübernahme und Problembeschreibung. Wo Ekpathie Grenzen markiert, gewinnen Klarheit, Priorisierung und Verantwortungszurechnung an Schärfe. Wo positive Indifferenz wirkt, sinkt Rauschen, steigen Diagnosegeschwindigkeit und Lernfähigkeit. Das betrifft kritisches Denken ebenso wie Kooperation: Teams, die Affekte adressieren, ohne sie zur Entscheidungslogik werden zu lassen, integrieren Widerspruch schneller, entdecken Fehler früher und formulieren Commit-Sätze, die überprüfbar sind. So entsteht ein Multiplikatoreffekt: Die Trias macht andere Skills betriebsfähig, statt sie in Ritualen versanden zu lassen.

▶ 8.3 übersetzt Prinzip in Struktur. Kultur und Leadership verändern sich nicht durch Leitsätze, sondern durch Taktung, Artefakte und Vorbild. »Kalibrierte Empathie« wird zur Norm, wenn Rollen und Routinen sie erzwingen: kurze Distanzierungssequenzen vor heiklen Entscheidungen, Zwei-mal-zwei-Reframings vor Priorisierungen, dokumentierte Commit-Sätze mit Review-Zeitpunkt und Emotions-Debriefings am Ende kritischer Sprints. Führung zeigt Zugewandtheit in der Form und Härte in der Sache, Teams entpersonalisieren Konflikte durch explizite Trennung von Fakt und Deutung, Organisationen etablieren Kennzahlen, die Lern- und Entscheidungsqualität abbilden statt Befindlichkeiten. Die Logik ist einfach: Was regelmäßig getan, gemessen und rückgekoppelt wird, wird Kultur. Alles andere bleibt eine Absichtserklärung.

▶ 8.4 führt schließlich zurück zur Person. Entwicklung geschieht nicht über Einsicht, sondern über Frequenz. Wer die Trias im Alltag verankern will, braucht kurze, häufige Routinen: ein tägliches Zwei-mal-Zwei zur Entschärfung erwartbarer Reize, 60 Sekunden Selbstdistanzierung vor Eskalationsgesprächen, ein dreisätziges Resonanz-Audit nach anspruchsvollen Interaktionen, eine kleine Entscheidungs-Timebox mit schriftlichem Commit. Der Effekt ist kumulativ: weniger Überwältigung, schnellere Orientierung, höhere Verbindlichkeit. Persönliche Praxis ist hier kein Privatprojekt, sondern der kleinste gemeinsame Nenner organisationaler Funktionsfähigkeit. Nur wenn Individuen die Schleifen beherrschen, können Teams sie synchronisieren und Organisationen sie skalieren.

Der rote Faden durch alle vier Teile lautet deshalb: *Selbstführung ist Infrastruktur.*

Sie schafft den inneren Unterbau, auf dem professionelle Rollen, Teamprozesse und strategische Entscheidungen stabil laufen – auch dann, wenn die Umgebung unübersichtlich bleibt. Empathie liefert Anschlussfähigkeit, Ekpathie schützt Integrität und positive Indifferenz sichert Urteilskraft. Zusammen erzeugen sie eine Ruhe, die nicht passiv ist, sondern betriebsfähig: genug Nähe, um Relevanz zu spüren, und genug Distanz, um Verantwortung zu übernehmen. Diese Ruhe ist kein Endzustand, sondern ein Arbeitsmodus. Sie entsteht, wenn Technik (die Routinen), Struktur (die Artefakte) und Haltung (die innere Freiheit) aufeinander abgestimmt sind.

Damit verschiebt sich der Anspruch dieses Schlusskapitels. Es verspricht keine Harmonie, sondern Takt. Keine großen Gesten, sondern kleine, verlässliche Schleifen. Keine Idealisierung von Empathie, sondern ihre Kalibrierung. Der Prüfstein liegt nicht in der Rhetorik, sondern in drei simplen Indikatoren: Wie schnell kommt eine belastbare Entscheidung zustande? Wie stabil bleiben Beziehungen unter Druck? Wie lernfähig bleibt das System nach Fehlern? Die folgenden Abschnitte beantworten diese Fragen entlang der Trias – zuerst als

Kompetenz der Person, dann als Modus des Teams und schließlich als Struktur der Organisation. Was bleibt, ist eine nüchterne Leitlinie für die Praxis: weniger Reiz, mehr Maß.

8.1 Emotionale Freiheit als Kern der Zukunftskompetenz

Die entscheidende Währung künftiger Arbeit ist nicht Aufmerksamkeit, sind keine Daten, kein Kapital, sondern *Regelung.* Jene Fähigkeit, Affekte so zu ordnen, dass die Wahrnehmung präzise bleibt, das Urteil nüchtern wird und das Handeln tragfähig bleibt. Emotionale Freiheit ist in diesem Sinn kein romantischer Endzustand, sondern vielmehr eine betriebsfähige Kompetenz zweiter Ordnung: Sie bestimmt, wie belastbar Denken und Entscheiden unter Unsicherheit sind. Wo Arbeit beschleunigt, überkomplex und reputationsfragil ist, entscheidet nicht die Menge an Information, sondern die Art ihrer affektiven Rahmung darüber, ob kognitive Ressourcen zusammenbrechen oder ob sie unter Last stabil bleiben. Emotional frei ist, wer affektive Signale aufnimmt, ohne sich von ihnen kommandieren zu lassen. – wer Nähe spürt, ohne Orientierung zu verlieren. Diese »ruhige Strenge« bildet das Funktionsprofil anspruchsvoller Professionen im 21. Jahrhundert.

Psychologisch ist emotionale Freiheit die synchrone Kopplung zweier Mechanismen: *Reappraisal* und *Distanzierung.* Reappraisal bewirkt die semantische Neuordnung affektiver Reize – der Stimulus bleibt, aber seine Bedeutung verschiebt sich. Aus Dringlichkeit wird Information und aus Erregung wird Kontext. Distanzierung schafft den minimalen metakognitiven Abstand, in dem diese Neuordnung möglich wird, ohne Beziehung zu kappen. Bildgebende Metaanalysen zeigen konsistent: Kognitive Kontrollnetzwerke werden hochgefahren, amygdaläre Reaktivität wird gedämpft und die affektive »Lautstärke« sinkt, während die Verfügbarkeit präfrontaler Priorisierung steigt. In der Erfahrung fühlt sich das nicht kühl, sondern klar an: Aus Reiz wird Maß. Die Folge ist ein Entscheidungsmodus, der Ambiguität nicht durch Affekt reduziert, sondern durch Ordnung strukturiert.

Diese Kompetenz zweiter Ordnung ist erlernbar, aber nicht beliebig. Sie verlangt ein präzises Regelsystem, das Empathie, Ekpathie und positive Indifferenz nicht moralisiert, sondern instrumentiert. Empathie liefert Relevanz – ohne Resonanz entsteht keine Anschlussfähigkeit, keine Passung und kein Vertrauen. Ekpathie schützt Integrität – ohne Grenzführung wird Empathie zur affektiven Übernahme und damit zur Quelle von Verzerrung. Positive Indifferenz übersetzt beide in verlässliche Urteilskraft – ohne unparteiische Aufmerksamkeit bleibt Priorisierung ein Machtspiel der Gefühle. Erst im Zusammenspiel entsteht emotionale Freiheit: ein situatives Umschalten, das Nähe zulässt, Grenzen hält und Bewertung entlastet. In Verhandlungen reduziert diese Kopplung Verlustangst und senkt die Tendenz, bei drohenden Einbußen überzureagieren. Die amygdaläre Gewichtung von Verlusten wird schwächer und die Qualität risikobewusster Entscheidungen steigt (Sokol-Hessner/Camerer/Phelps 2013, S. 287 f.). In Führungssituationen wiederum trennt sie Resonanz von Entscheidung: Perspektivübernahme bleibt möglich, während Rollen- und Auftragsklarheit unangetastet bleiben – genau jene Haltung, die psychologische Sicherheit begünstigt und das Lernen im Team beschleunigt.

Unter Stress zeigt sich die Qualität dieser Regelung besonders deutlich. Affektive Überwältigung ist selten ein Informationsproblem – sie ist eine Grenzstörung. Reappraisal und Distanzierung stellen genau dort die Funktionsordnung wieder her: Die Situation wird umgedeutet, ohne sie zu verharmlosen, der Affekt wird gehalten, ohne übernommen zu werden, und die Entscheidung wird getroffen, ohne Bindung zu verlieren. So entsteht ein robuster, wiederholbarer Ablauf, der in volatilen Umwelten den Ausschlag gibt: kurze Distanzierung, fokussiertes Reframing und transparenter Commit mit überprüfbarem Zeitpunkt. Was auf der Verhaltensebene wie Entschlossenheit wirkt, ist auf der Prozessebene nichts anderes als geordnete Affektökonomie.

Ökonomisch ist emotionale Freiheit ein Kostenargument. Organisationen verlieren weniger durch falsche Eskalation, Entscheidungsschleifen und Rework, wenn Affektimpulse nicht in Dringlichkeitsdrama, sondern in Priorisierung übersetzt werden. Teams, die diese Regelung beherrschen, zeigen mehr Voice, früheres Fehlermelden und kürzere Durchlaufzeiten – nicht weil sie »netter« sind, sondern weil sie Signale nüchterner verarbeiten. Auf der Individuumsebene steigt die Leistungsfähigkeit besonders dann, wenn empathische Sensitivität mit kognitiver Kapazität und Selbstkontrolle gekoppelt wird. Soziale Information wird dann nicht nur wahrgenommen, sondern regelgeleitet in Entscheidungen integriert. Umgekehrt sind Burn-out-Profile häufig Profile gescheiterter Regelung: hohe soziale Demands, zu wenig Ressourcen für Erholung und Supervision und zu wenig Grenzmarkierung im System. Emotionale Freiheit ist hier keine Esoterik, sondern Präventionstechnik: Sie reduziert die Kluft zwischen geforderter Gefühlsdarstellung und innerer Lage, bevor Zynismus und Rückzug zu Ersatzgrenzen werden.

Der praktische Kern ist unspektakulär und anspruchsvoll zugleich: Emotionale Freiheit wird in Mikroroutinen gebaut. Das Zwei-mal-zwei-Reframing trennt Fakt von Deutung und Kontrolle von Unkontrollierbarem. Grenz-Cues markieren die Rolle, bevor Affekt sie unterläuft. Und kurze Distanzierungssequenzen schaffen die Millimeter Abstand, die ein Urteil wieder möglich machen. Die

Qualität dieser Routinen bemisst sich nicht am Erleben von Ruhe, sondern an der Stabilität der Entscheidung unter Last. Dort, wo diese Routinen Teil der Berufsidentität werden, entsteht die Kompetenz, die künftige Arbeit verlangt: präsent sein, ohne absorbiert zu werden, und klar entscheiden, ohne kalt zu werden.

Zukunftskompetenz ist Affektregelung. Wer Empathie, Ekpathie und positive Indifferenz als Instrumente beherrscht, steigert die Verlässlichkeit der eigenen Wahrnehmung, die Sauberkeit des Urteils und die Tragfähigkeit des Handelns. Das Ergebnis ist keine Gefühllosigkeit, sondern eine präzisere Form von Menschlichkeit – nahe genug, um Bedeutung zu erfassen, und frei genug, um Verantwortung zu übernehmen.

8.2 Verbindung zu weiteren Future Skills: kritisches Denken und Selbstwirksamkeit

Emotionale Meta-Kompetenz ist kein Solitär, sondern der Taktgeber anderer Zukunftsfähigkeiten. Kritisches Denken entsteht nicht im luftleeren Raum analytischer Tugend, sondern auf dem Boden regulierter Affekte. Erst wenn die emotionale Salienz einer Situation kalibriert ist, lassen sich Alternativen unverzerrt generieren, Evidenzen nüchtern gewichten und Hypothesen tatsächlich falsifizieren. Wo die innere Dringlichkeit ungebremst bleibt, wird »Kritik« zur nachträglichen Rationalisierung dessen, was man ohnehin fühlen wollte. Reappraisal und positive Indifferenz schaffen hier die notwendige Vorleistung: Sie senken das Rauschen, erhöhen die Signaltreue und damit die Treffer in Diagnose und Urteil (Kahneman 2011, S. 35 f.). In dieser Lesart ist kritisches Denken weniger ein Set von Denkfiguren als eine Funktionslage: eine kühle, unparteiische Aufmerksamkeit, die Belege gegen den eigenen ersten Impuls nicht als Bedrohung, sondern als Information verarbeitet.

Für die Handlungsebene gilt eine analoge Schleife. Die Trias aus Empathie, Ekpathie und positiver Indifferenz verstärkt Selbstwirksamkeit nicht als Mantra, sondern als Erfahrung: Affekt registrieren, Bedeutung neu rahmen, Entscheidung setzen, Effekt überprüfen. Diese Sequenz verankert die Erwartung, dass eigenes Tun Wirkung hat – nicht abstrakt, sondern spürbar. Genau hier liegt das Zentrum von Banduras (1997, S. 3–5 u. 42 f.) Konzept: Selbstwirksamkeit speist sich aus gemeisterten Handlungen und gelungener Emotionssteuerung im Prozess. Sie ist der Motor für Ausdauer unter Unsicherheit und für lernoffenes Verhalten nach Rückschlägen (Bandura 1997). Wer seine Affekte führen kann, hält Aufgaben länger, wechselt seltener impulsiv den Kurs und nutzt Feedback als Korrektursignal statt als narzisstische Kränkung. So wird die Schleife aus Planen-Handeln-Lernen stabil, weil sie nicht von Affektspitzen zerrissen wird.

Kritisches Denken profitiert davon in drei konkreten Dimensionen. Erstens in der Generierung von Optionen: Positive Indifferenz reduziert die Dominanz salienzgetriebener »naheliegender« Lösungen und macht Raum für konkurrierende Hypothesen. Zweitens in der Evidenzbewertung: Ekpathische Grenzführung trennt die Emotionen der anderen (Druck, Erwartung, Enthusiasmus) von der eigenen Urteilsbildung, ohne die Beziehung zu kappen – ein klassischer Ort, an dem Analyse sonst politisiert. Drittens in der Falsifikation: Wer affektiv nicht an die erste Idee gebunden ist, kann sie verwerfen, sobald bessere Daten vorliegen. Inferenzfehler verlieren ihre Haltbarkeit, weil die affektive Investition gering bleibt (Kahneman 2011, S. 35 f.). Das Ergebnis ist kein zynischer Skeptizismus, sondern ein belastbarer Realismus: urteilsfähig, aber nicht kalt.

Auch Kreativität – oft als Gegenpol zur Nüchternheit missverstanden – wird unter regulierter Emotionalität anschlussfähig. Amabiles (1996) Arbeiten zur sozialen und motivationalen Architektur von Kreativität zeigen, dass originelle Lösungen dort entstehen, wo kognitive Freiheit mit funktional stützender Affektlage gekoppelt ist: genug Aktivierung, um zu explorieren, und genug Ruhe, um zu selektieren. Unregulierte Affekte produzieren entweder eine hektische Ideensuche ohne Tiefe oder eine rigide Fixierung. Regulierte Affekte erlauben Variation und die spätere präzise Auswahl (Amabile 1996). Emotionalen Meta-Kompetenzen kommt hier die Rolle des »inneren Klimamanagements« zu: Sie halten das System offen, ohne es zu verflüssigen.

Selbstwirksamkeit schließt die Schleife zur Performanz. In anspruchsvollen Kontexten kollabiert sie nicht an der Größe der Aufgabe, sondern an der Unerträglichkeit ungelöster Spannung. Wer Distress als Information lesen und emotional »halten« kann, bleibt entscheidungsfähig, obwohl die Lösung noch unvollständig ist. Die subjektive Erfahrung verschiebt sich von »ich ertrage es nicht« zu »ich kann damit arbeiten« – ein kleiner semantischer Unterschied mit großen Konsequenzen für Ausdauer und Lerngeschwindigkeit (Bandura 1997, S. 42 f.). Daraus folgt eine praktische Heuristik: Selbstwirksamkeit ist kein Vorab-Gefühl, das Handeln erlaubt, sondern ein Nachfolge-Gefühl, das aus gelungener Regulation und sichtbarer Wirkung entsteht. HR-Programme, die nur »Zuversicht« adressieren, produzieren daher Strohfeuer. Programme, die Reappraisal, Grenz-Cueing und Timeboxing verankern, erzeugen die Erfahrungsbasis, aus der stabile Selbstwirksamkeit erwächst.

Im Teamkontext verschränken sich beide Future Skills zu einer belastbaren Praxis. Kritisches Denken bleibt nicht im Kopf, sondern wird sozial tragfähig, wenn Empathie zuerst die Anschlussfähigkeit der Argumente sichert: Positionen werden präzise paraphrasiert, stillschweigende Prämissen sichtbar gemacht, nonverbale Signale als Daten und nicht als Drohkulisse gelesen. Diese Resonanz erzeugt die minimale gemeinsame Wirklichkeit, ohne die jede Analyse in Verteidigungsschemata kippt. Ekpathie hält in derselben Bewegung die Rollengrenzen unter Konflikt: Wer spricht als Betroffener, wer als Träger von Prozessverantwortung, wer als Fachexpertin? Diese Differenzierung verhindert, dass Personen an Stelle von Hypothesen verhandelt werden. Positive Indifferenz dämpft schließlich Affektexzesse, indem sie Bewertung von Erregung trennt und die Trichotomie der Kontrolle aktiviert: Was lässt sich sofort entscheiden, was ist nur beeinflussbar und was bleibt als Restriktion zu akzeptieren? In dieser Sequenz entsteht eine Diskussionskultur, in der abweichende Evidenz nicht als Angriff gelesen wird, sondern als Beitrag zur Modellverbesserung – eine notwendige Bedingung dafür, dass kollektive Intelligenz mehr ist als Mehrheitsdruck. Wo dieser Modus gelingt, sinkt das Rauschen, Relevanz tritt hervor und Widerspruch wird verwertbar.

Die Regelschleifen, die diesen Modus tragen, sind kurz und ritualisiert. Das Resonanz-Audit übersetzt die affektive Oberfläche in verwertbare Information: welches Signal, über welchen Kanal, mit welcher Induktionswirkung. Das Zweimal-zwei-Reframing erzwingt die Trennung von Fakt und Deutung sowie von Kontrollierbarem und Hinzunehmendem. Die Entscheidungs-Timebox verbindet Distanzierung, Reframing und Commit in einem kompakten Takt und schützt vor Erklärungsschleifen ohne Ausgang. Aus diesen Mikropraktiken entsteht kein »weicher« Teamstil, sondern eine geteilte Erwartung von Wirksamkeit: Wir können Spannung halten, Optionen prüfen, entscheiden und überprüfen. Genau dieser Erwartungsrahmen stabilisiert Selbstwirksamkeit, weil er die Erfahrung wiederholbarer, nachvollziehbarer Wirkung wahrscheinlicher macht – ein Kernmechanismus, über den sich Kompetenzüberzeugungen verfestigen, wenn handlungsnahe Erfolge in kurzer Kadenz erlebt und rückgemeldet werden (Bandura 1997, S. 3–5). Kognitiv führt derselbe Takt zu saubereren Urteilen, weil er impulsive Heuristiken bremst und Evidenz vor Intuition ordnet. Die Folge sind schnellere, zugleich robustere Entscheidungen bei geringerer Rework-Quote (Kahneman 2011, S. 35 f.).

Die Effekte lassen sich nüchtern ablesen. Zwischeneskalationen gehen zurück, weil Affekte nicht mehr die Agenda schreiben. Voice-Raten steigen, weil psychologische Sicherheit nicht postuliert, sondern prozessiert wird: Validierung vor Grenzziehung und Grenzziehung vor Bewertung. Entscheidungswege verkürzen sich, weil jede Sitzung mindestens einen überprüfbaren Commit produziert. Die Lernschleife ist eingebaut, nicht angehängt. Aus der Perspektive der Wertschöpfung verschiebt sich damit das Verhältnis von Kreativität und Kontrolle. Kreativität entsteht nicht »trotz« Regulierung, sondern »wegen« Regulierung: Wo der Affektpegel geordnet ist, dehnt sich der Suchraum, Varianten werden risikoneutral verglichen und die Gruppe bleibt länger im explorativen Modus, ohne in Unschärfe zu ertrinken. Untersuchungen zur kreativen Leistung zeigen genau diese Kopplung: Aufgabenfokus, Autonomie und konstruktives Feedback erhöhen die Originalität, wenn emotionale Störgeräusche gering gehalten und Prozessschritte explizit gemacht werden (Amabile 1996, S. 35–38). Mit anderen Worten: Die Trias stellt das Atemsystem für kollektives Denken bereit – sie verhindert Hyperventilation sowie Atemstillstand.

Die Pointe ist schlicht und praktisch. Emotionale Meta-Kompetenz befreit Denken und Handeln aus der Geiselhaft der ersten Regung. Sie macht kritisches Denken möglich, weil sie die affektive Verzerrung vor der Analyse reduziert. Sie macht die Selbstwirksamkeit stabil, weil die Wahrscheinlichkeit kurzer, erfolgreicher Durchstiche steigt – Erfolge, die der Gruppe gehören und nicht einzelnen Held:innen. Und sie erhöht beides gleichzeitig, weil dieselbe Regelschleife – registrieren, reframen, entscheiden, überprüfen – sowohl die kognitive Qualität als auch die Handlungstreue steigert. Wer diese Schleife beherrscht, verlagert Leistung von der Ausnahme in den Standard. Das spürt man nicht an großen Gesten, sondern an kleinen Konstanten: weniger Verteidigungsrhetorik, mehr Modellarbeit, weniger Langeweile durch Wiederholungsschleifen, mehr Fortschritt pro Sitzung, weniger personifizierte Konflikte und mehr Artefakte, an denen sich Konflikte sachlich austoben dürfen. Kreativität und Problemlösen werden dann nicht sentimentalisiert, sondern betriebsfähig gemacht. Und sie werden produktiv, weil das Affektniveau nicht die Richtung bestimmt, sondern der Auftrag. Genau dort beginnt kollektive Intelligenz, verlässlich zu werden: nicht lauter, sondern klarer, und nicht schneller um jeden Preis, sondern zügig mit Grund.

8.3 Transformation von Kultur und Leadership durch emotionale Souveränität

Kultur ist das, was geschieht, wenn niemand hinsieht. Leadership ist die Kunst, genau dieses *Von-Selbst* zu verschieben. Emotionale Souveränität liefert dafür das Hebelgesetz, weil sie an der Quelle organisationaler Bedeutungsbildung ansetzt: an der Art, wie Affekte gelesen, gerahmt und in Entscheidungen übersetzt werden. In Systemen, die psychologische Sicherheit ernst nehmen, verlagert sich die Norm weg von der stillen Pflicht zur Dauer-Empathie hin zur legitimierten

Kalibrierung: Empathie als Informationszugang, Ekpathie als Grenzführung, positive Indifferenz als unparteiische Bewertung. Der Effekt ist eine semantische Umschaltung: Widerspruch gilt als Beitrag, Fehler als Lernmaterial und Affekte als Datenpunkte – nicht als Herrschaftsinstrumente. Messbar wird diese Umschaltung an gestiegener Voice-Rate, früherem Fehlerreporting und verkürzten Entscheidungsdurchlaufzeiten. Dort, wo Einwände nicht sanktioniert werden, steigen Lern- und Anpassungsfähigkeit nachweislich an (Edmondson 1999, S. 358–365; Edmondson 2019, S. 44–47).

Leadership übersetzt diese Norm nicht in Freundlichkeit, sondern in Form. Adaptive Führung bedeutet Härte in der Sache statt Härte in der Pose. Sie hält Spannungen aus, schützt die Bühne des Konflikts, moduliert Affekte und rahmt Divergenzen als Arbeitsgegenstand, nicht als Störung. Genau dieses Containment beschreiben Heifetz, Grashow und Linsky (2009) als Kern adaptiver Arbeit: Spannung dosieren, Heat regulieren, den »Holding Environment« sichern, in dem schwierige Anpassungen möglich werden (S. 19–24). Emotionale Souveränität liefert die Mikroarchitektur dieses Containments: Empathie öffnet Kontakt, Ekpathie wahrt Grenze und positive Indifferenz stabilisiert Urteil. So entsteht die seltene Kombination aus Zugewandtheit und Konsequenz, die Komplexität nicht wegmoderiert, sondern verdaulich macht.

Kulturell wird Transformation erst real, wenn sie in Artefakten geronnen vorliegt. Schein und Schein (2017) haben gezeigt, dass Artefakte-wiederkehrende Rituale, sichtbare Praktiken, dokumentierte Standards und keine Dekoration sind, sondern Kultur *bilden,* weil sie Erwartungen fixieren, Zugehörigkeit definieren und Deutungshoheit organisieren (S. 16–20 u. 75–78). In souveränen Organisationen sind Entscheidungslogs mit Begründung und Review-Termin normal, nicht heroisch. Kurze Reframing-Routinen vor Priorisierungen sind Pflicht und keine Kür. Die Supervision in affektintensiven Bereichen ist Standard und keine Notfallmaßnahme. Diese Artefakte funktionieren wie Schienen: Sie verlagern die Alltagsgrammatik von »Wer setzt sich durch?« zu »Wie wird entschieden?«, und zwar nachvollziehbar, überprüfbar und lernfähig.

Der kulturelle Kipppunkt liegt in der Bedeutungsarbeit (*sensemaking*). Weick (1995) beschreibt Organisationen als Systeme, die fortlaufend mehrdeutige Reize deuten. Emotionale Souveränität beeinflusst diese Deutung an drei Stellen: Sie reduziert Rauschen, indem affektive Impulse zunächst als Signale, nicht als Imperative gelesen werden, sie verstärkt Relevanz, indem Empathie den Zugang zu leisen, aber entscheidenden Informationen offenhält, und sie erhöht Korrekturfähigkeit, weil Ekpathie das Verschmelzen von Rolle und Person verhindert und damit Doppelbindung und Schuldzuschreibung dämpft. Wo diese Schleifen greifen, wird aus Moralhitze Arbeitswärme: genug Energie für Bewegung, zu wenig Glut für Lagerbildung.

Transformation bleibt ohne Lernarchitektur instabil. Argyris und Schön (1978) unterscheiden zwischen Single-Loop-Learning – Fehler im bestehenden Rahmen korrigieren – und Double-Loop-Learning – den Rahmen selbst überprüfen. Emotionale Souveränität ist die Bedingung des zweiten Loops: Nur wer Affekt und Identität nicht verwechselt, kann seine Handlungslogik zur Disposition stellen, ohne in Selbstverteidigung zu verfallen. Praktisch heißt das: Entscheidungen werden mit expliziten Hypothesen begründet, Annahmen werden datiert, Review-Zeitpunkte festgelegt und abweichende Signale erhalten systematisch einen Kanal. Der Preis ist minimale Mehrarbeit, der Gewinn ist eine maximale Lernkurve.

Auch der Veränderungspfad selbst wird nüchterner. Kotter (1995) hat die Notwendigkeit sichtbarer »short-term wins« und klarer Dringlichkeit herausgearbeitet (S. 61–65). Emotionale Souveränität liefert den emotionalen Unterbau dafür: Dringlichkeit ohne Alarmismus, Gewinnen ohne Triumphieren. Sie verhindert Erschöpfungsschleifen, indem sie Belastung kalibriert und Anerkennung an *Prozessqualität*– sauber gerahmte Entscheidungen, transparente Begründungen, eingehaltene Reviews – statt allein an Ergebnisglück koppelt. So entsteht eine Kultur, in der Vertrauen nicht verkündet, sondern verdient wird: durch Vorhersagbarkeit in der Form.

Die Gegenprobe ist lehrreich. Wo Dauer-Empathie heimliche Norm bleibt, kippen Systeme in emotional labor: Es wird gefühlt, weil es erwartet ist, nicht weil es trägt. Nähe wird performt, Entscheidungen werden vertagt und Zynismus wächst im Schatten der Harmonie (Hochschild 1983, S. 6–13). Wo dagegen Kalibrierung legitim ist, verschiebt sich Macht still: vom Lautesten zum Klarsten, vom Dauererregten zum Verlässlichen. Genau dort professionalisieren Organisationen, was sonst als Charakterfrage verhandelt wird: Nähe halten, ohne sich zu verlieren, und Klarheit wahren, ohne zu vereisen.

Die Leitplanken einer solchen Transformation sind schlicht und streng. Erstens Transparenz in der Entscheidungsgrammatik: Wer entscheidet, woraufhin, in welchem Takt, mit welcher Begründung. Zweitens Routinen der Affektordnung: kurze Debriefings, klare Grenz-Cues, verbindliches Reframing, bevor Prioritäten gesetzt werden. Drittens Vorbilder, die das Dreieck praktizieren: Führung, die empathisch hört, ekpathisch begrenzt und in positiver Indifferenz urteilt – sichtbar, wiederholbar, überprüfbar. Die Effekte zeigen sich nicht im Slogan, sondern in der Taktfestigkeit: mehr substanzielle Beiträge, weniger Nebenlärm, frühere Fehleranzeigen, weniger Rework, kürzere Wege zur Entscheidung und stabile Beziehungen. Kultur ist, was geschieht, wenn niemand hinsieht, aber sie verändert sich, wenn alle dieselbe Praxis einüben.

8.4 Persönliche Weiterentwicklung

Was als Organisationskompetenz erscheint, beginnt privat – in der kurzen Lücke zwischen Reiz und Antwort. Persönliche Weiterentwicklung ist hier keine Selbstoptimierung, sondern Handwerkslehre. Sie lebt von kleinen, wiederholbaren Eingriffen, die Resonanz in Information, Grenze in Integrität und Indifferenz in Urteilskraft übersetzen. Entscheidend ist nicht Größe, sondern Taktung. Ein einziges, verlässlich geführtes Werkzeug verändert mehr als ein Arsenal ungenutzter Methoden. Resonanz-Audit nach anspruchsvollen Kontakten, Grenz-Cueing vor heiklen Gesprächen, Zwei-mal-zwei-Reframing bevor Dringlichkeit die Analyse ersetzt und eine kurze Timebox vom Atem zur Entscheidung: Aus diesen Mikroroutinen entsteht ein System, das die Lücke zwischen Wahrnehmen und Handeln stabilisiert.

Die Lernkurve folgt einer bekannten Psychodynamik. Zu Beginn zeigt sich Widerstand gegen Veränderung, darauf folgt eine Immunität gegen Feedback, die die alten Routinen schützt, und schließlich tritt die subtile Sabotage eigener Vorsätze ein: Aufschub, Überfeinerung, Ausnahmen. Diese Muster sind keine Charaktermängel, sondern Schutzkonstruktionen: Die Person hält verdeckte Verpflichtungen, die den offen erklärten Zielen zuwiderlaufen (»Ich will klar entscheiden« versus »Ich darf keine Enttäuschung auslösen«). Fortschritt entsteht, wenn diese widersprüchlichen Verpflichtungen sichtbar gemacht und in kleine, reale Experimente überführt werden, die das Risiko dosieren und die Identität nicht bedrohen (Kegan/Lahey 2009, S. 1–4 u. 47–51). Das Entscheidende ist der Maßstab: nicht Gesinnung, sondern praktische Beweislast. Eine Woche lang ein Grenz-Cue vor jedem kritischen Gespräch ist mehr wert als ein Manifest über Grenzen.

Methodisch stützt sich diese Arbeit auf zwei neurokognitive Hebel, die konsistent repliziert sind: Reappraisal (die Neubewertung affektiver Reize im Lichte von Ziel und Rolle) und Selbstdistanzierung (die perspektivische Verschiebung vom »Ich im Problem« zum Beobachter-Ich). Beide senken Distress, erhöhen kognitive Kohärenz und halten die Selbst-Fremd-Grenze funktionsfähig. Sie sind damit die psychologische Infrastruktur dessen, was hier als positive Indifferenz und Ekpathie beschrieben wurde. Praktisch bedeutet das: ein kurzer, sprachlicher Schritt zurück (»Hoffmann bewertet …« statt »Ich …«), gefolgt von einer nüchternen Klärung, was Fakt und was Deutung, was kontrollierbar und was zu akzeptieren ist. Erst dann wird entschieden. Diese Reihenfolge ist kein Formalismus, sondern ein Schutz des Urteils gegen Ansteckung.

Verhalten ändert sich zuverlässig, wenn Absicht an Gelegenheit gebunden wird. Wenn-dann-Pläne sind dafür die robuste Technik: »*Wenn* ich in einem Gespräch Ärger spüre, *dann* markiere ich meine Rolle in einem Satz, parke den Affekt und nenne den Zeitpunkt der Rückkehr.« Solche präzisen Auslöser verengen die Lücke zwischen Wissen und Tun, reduzieren die Notwendigkeit, im heißen Moment neu zu verhandeln, und erhöhen die Wahrscheinlichkeit konsistenter Grenzführung (Gollwitzer 1999, S. 504 f.). In der Praxis genügt ein kurzes Set von drei Wenn-dann-Regeln: eine für Resonanz (Audit-Notiz nach jedem kritischen Kontakt), eine für Grenze (Cue vor jeder Hochaffekt-Situation) und eine für Urteil (Zwei-mal-Zwei, bevor entschieden wird). Der Rest ist Wiederholung und Review.

Die Messung folgt derselben Logik: nicht Stimmung, sondern Funktionsfähigkeit. Drei einfache Metriken genügen als persönliches Dashboard.

1. Die Qualität der Entscheidungen: Anteil klar formulierter Commit-Sätze (»Ich entscheide X, weil Y, und wir überprüfen Z zu T.«) und deren Rework-Quote nach einer Woche.
2. Die Geschwindigkeit der Zyklen: Zeit vom Reiz zur begründeten Entscheidung in wiederkehrenden Lagen.
3. Die Stabilität der Beziehungen: subjektive Überwältigung vor/nach kritischen Gesprächen und die Häufigkeit expliziter Rückmeldungen (»Ich habe mich verstanden und klar geführt gefühlt.«).

Diese Metriken sind einfach zu erheben und deshalb hilfreich. Sie zeigen, ob Mikroroutinen wirken, ohne sich in Wohlbefinden zu verlieren.

Die erwartbaren Fehlstellen lassen sich klar adressieren. Übernutzte Empathie (erkennbar an hoher Selbsterschöpfung bei hoher Beziehungsintensität) verlangt konsequentes Grenz-Cueing und die Gewohnheit, starke Affekte sichtbar zu parken. Übernutzte Distanz (erkennbar an klaren Entscheidungen bei sinkender Anschlussfähigkeit) verlangt Resonanz-Mikropraktiken (explizite Paraphrase, Mitgefühlsmarkierungen), damit Kälte nicht als Kompetenz missverstanden wird. Schwache Urteilskraft (erkennbar an langen Schleifen und späten Commit-Sätzen) verlangt härteres Timeboxing und die Pflicht, jede Entscheidung mit einem überprüfbaren Satz zu schließen. Diese Korrekturen sind klein und präzise; sie behandeln keine Identität, aber Prozessfehler.

Widerstände bleiben. Deshalb braucht Entwicklung einen Rhythmus, der Identität schont und Evidenz erzeugt: vier Wochen ein einziges Ritual, täglich angewandt, wöchentlich mit zwei Zahlen überprüft. Erst danach wird skaliert. In dieser Gestaltung entsteht der robuste Ertrag: mehr innere Ruhe unter Last, klarere Entscheidungen bei weniger Drama und beständigere Beziehungen ohne sentimentale Überladung. Kein Heldentum, sondern Disziplin.

Emotionale Meta-Kompetenz ist kein Heilsversprechen, sondern Infrastruktur für Denken, Entscheiden und Zusammenarbeiten. Sie macht Organisationen schneller, ohne sie härter zu machen, und Menschen zugewandter, ohne sie weicher zu machen. Und sie verschiebt die Aufmerksamkeit dorthin, wo Zukunftsfähigkeit tatsächlich entsteht: in die präzise Regelung unseres inneren Ökosystems – Tag für Tag, Entscheidung für Entscheidung, in der kleinen Lücke zwischen Reiz und Antwort.

Glossar zentraler Begriffe

Affektansteckung
Unwillkürliche Übernahme fremder Gefühlszustände durch Mimik, Stimme, Haltung oder Erzähltempo. Erkennbar an plötzlichen, kontextfremden Dringlichkeiten, die nicht aus den eigenen Zielen stammen. Nützlich als Frühwarnsystem für soziale Relevanz, aber riskant, wenn sie die Entscheidungslogik dominiert. Mikropraktik: 60-Sekunden-Selbstdistanzierung vor Reaktionen, danach Fakt und Deutung trennen. Beispiel: »Ich spüre Ärger – stammt der aus mir oder aus der Dynamik des Raums?«

Apathie
Desengagement und Rückzug aus Verantwortung. Wirkt oberflächlich wie Ruhe, ist aber Abwesenheit von Präsenz. Wird häufig mit professioneller Distanz verwechselt. Indikator: vermeidende Sprache (»nicht mein Thema«) bei hoher Zuständigkeit. Gegenmaßnahme: Rollenklarheit plus kleinteiliges Commit (»ein Schritt in 24 Stunden«).

Apatheia (stoisch)
Freiheit von unzweckmäßigen Affektübernahmen. Kein Gefühlsverbot, sondern Priorisierung nützlicher Bewertungen. Praxisanker: Trichotomie der Kontrolle (kontrollierbar/beeinflussbar/hinzunehmen), negative Visualisierung, Aufmerksamkeit auf Auftrag. Effekt: ruhigere Grundlinie bei gleichbleibender Entscheidungsfähigkeit.

BATNA
»Best Alternative to a Negotiated Agreement«. Rückgrat für klare Verhandlungen. Funktion: Schützt vor affektiver Übernahme und moralischem Druck. Anwendung: Zuerst das Interessenmodell der Gegenseite kognitiv herstellen, dann BATNA prüfen und erst dann Konzessionen erwägen. Satzformel: »Meine Minimalbedingung lautet ...; unterhalb davon wähle ich Alternative B.«

Boundary-Cues
Übersetzt: »Grenzsignale«. Dies sind Hinweise, mit denen das Gehirn erkennt, wo eine Einheit endet und die nächste beginnt – etwa in Sprache, Handlungen oder sozialen Interaktionen. In der Sprachverarbeitung meint man damit zum Beispiel Pausen, gedehnte Silben oder Änderungen in der Tonhöhe, die anzeigen, dass eine Phrase oder ein Satz abgeschlossen ist und ein neuer Abschnitt beginnt. Diese Signale helfen, einen kontinuierlichen Strom von Eindrücken in sinnvolle, voneinander abgegrenzte Einheiten zu gliedern, damit er verstanden und erinnert werden kann.

Case Clinic
Strukturiertes Teamformat für Realfälle entlang der Trias Empathie-Ekpathie-positive Indifferenz. Elemente: Fallskizze, Trias-Diagnose, Rollenspiel kritischer Sequenzen, Commit und Review-Zeitpunkt. Nutzen: entpersonalisiert Konflikte, erhöht Transfer.

Commit-Satz
Kurzformel für Entscheidungen: »Ich entscheide X, weil Y, und wir überprüfen Z am T.« Effekt: sinkende Verzögerungskosten, weniger Rework, klarere Verantwortlichkeit. Qualitätsmerkmal: überprüfbares Z mit Datum.

Compassion Fatigue
Mitgefühlsmüdigkeit durch chronische Leidexposition. Symptome: emotionale Taubheit, Gereiztheit, Zynismus und Schlafstörungen. Entsteht bei hoher Empathie ohne Ekpathie und ohne strukturelle Ressourcen. Gegenmittel: Emotions-Debrief, Supervision, Pausenfenster, Rollenrotation.

Containment (Container-Funktion)
Professionelles Halten fremder Affekte, ohne sie zu verwechseln. Prozess: aufnehmen – benennen – ordnen – zurückgeben. Gegenbegriff: Schwamm-Modus (undifferenzierte Übernahme). Satzformel zur Rückgabe: »Das Gefühl gehört zu Ihrer Lage und ich bleibe bei meinem Auftrag.«

Decision Log
Fortlaufende Dokumentation zentraler Entscheidungen inklusive Commit-Satz, Annahmen und Review-Zeitpunkt. Mehrwert: Nachvollziehbarkeit, De-Emotionalisierung von Kurskorrekturen und Lernschleifen über Zyklen.

Ekpathie
Bewusste Regulierung empathischer Resonanz über aktive Selbst-Fremd-Differenzierung. Schritte: Detektion (induzierter Affekt), Markierung (Alterität), De-Integration (Rückgabe) bei fortgesetzter Zuwendung. Effekt: Schutz vor Überidentifikation, Erhalt von Nähe und Urteil. Typischer Cue: »Ich halte Ihren Affekt, ich übernehme ihn nicht.«

Emotionale Arbeit (Emotional Labor)
Geforderte Gefühlsdarstellung als Teil der Rolle. Kurzfristig stabilisierend, langfristig bei Dauer und Diskrepanz zum Innenzustand riskant. Steuerung über klare Display Rules, Supervision und echte Erholungsfenster.

Emotions-Debrief
Kurzes Ritual nach Hochbelastung: benennen – ordnen – zurückgeben – schließen. Dauer fünf bis zehn Minuten. Ziel: Affektstau vermeiden, sekundäre Traumatisierung senken und Teamkohärenz erhöhen.

Empathic Concern
Fremdorientierte Empathieform, die prosoziales Verhalten stabilisiert. Die Unterscheidung zu Personal Distress ist zentral: Concern fördert Hilfe, Distress erzeugt Vermeidung. Praxis: Validierung und Struktur statt tröstender Übernahme.

Empathie (affektiv/kognitiv)
Affektiv: Mitschwingen, erzeugt Verbundenheit. Kognitiv: Perspektivübernahme, erzeugt Genauigkeit. Wirksam in Kombination, vorausgesetzt: Grenzführung. Gefahr: affektive Übernahme ohne kognitive Präzisierung (Verwischung von Rolle und Ziel).

Entscheidungs-Timebox
Mikro-Taktung: 30 bis 60 Sekunden Distanzierung, eine bis drei Minuten Reframing, sofortiger Commit. Zweck: weniger Rauschen, schnellere Orientierung und geringere Rework-Quote. Qualitätsmerkmale: knappe Begründung, Review-Zeitpunkt und Sichtbarkeit.

Eskalationspfad
Vordefinierter Weg vom Problem zur Entscheidung. Ersetzt Heldentum durch Struktur. Senkt Last auf Einzelne, verkürzt Zyklen und verhindert affektive Eskalation.

Fakt-Deutung-Trennung
Kerntechnik der positiven Indifferenz: Was ist beobachtbar? Was ist Interpretation? Was ergibt sich für eine Handlung daraus? Effekt: klare Priorisierung und weniger Affektzugriffe auf die Entscheidung.

Grenz-Cueing
Bezeichnet das gezielte Setzen sichtbarer oder sprachlicher Signale, um Grenzen klar zu markieren und deren Einhaltung zu erleichtern. Kurz, leise, präzise: Rollensätze vor, Marker während, Rückgabe nach dem Gespräch. Indikator guter Anwendung: gespürte Nähe ohne Überwältigung, klare nächste Schritte.

Heißes Protokoll
Live-Erfassung affektiver Spitzen in heiklen Terminen (Auslöser, Reaktion, Gegenmaßnahme, Entscheidung). Dient der Prozesskonstruktion und der Leitfadenschärfung.

Induktion (Affektinduktion)
Von außen ausgelöste Emotion im eigenen System. Diagnosefrage: »War diese Gefühlslage vor dem Kontakt schon da?« Behandlung: Distanzierung, Markierung und Zwei-mal-zwei-Reframing.

Kalibrierte Empathie
Dosierte, zweckgebundene Empathie. Leitfrage: »Wie viel Resonanz ist nötig, um Relevanz zu spüren – und wie viel Distanz, um Verantwortung zu übernehmen?« Ergebnis: Anschlussfähigkeit ohne Selbstverlust.

Kulturelle Artefakte
Leitfäden, Checklisten, Decision Logs und Rituale. Funktion: machen gewünschtes Verhalten erwartbar, messbar und wiederholbar. Ohne Artefakte bleibt Kultur Appell.

Verlustaversion (Loss Aversion)
Übergewichtung von Verlusten gegenüber Gewinnen. Reduzierbar durch Reappraisal und Distanzierung. Nutzen: bessere Risikokalibrierung und weniger angstgetriebene Entscheidungen.

Moral Distress
Entsteht, wenn eine Pflicht erkannt wird, die strukturell nicht umgesetzt werden kann. Folgen: Schuld, Zynismus und Rückzug. Gegenmittel: Eskalationspfade, Rollenklarheit, Supervision und Entscheidungslogs mit dokumentierten Hindernissen.

Parken (affektives Parken)
Explizites Vertagen starker Emotionen mit Terminzusage. Satzformel: »Wir kehren um 14.40 Uhr darauf zurück.« Wirkung: Gesprächsfluss bleibt, Affekt wird nicht geleugnet.

Personal Distress
Selbstbezogene Überwältigung durch fremdes Leid. Erkennbar an Vermeidungsverhalten oder vorschnellen, problemfernen »Hilfen«. Behandlung: Ekpathie-Sequenz mit kurzer Distanzierung.

Positive Indifferenz
Unparteiische, zugewandte Aufmerksamkeit. Affektinformation wird genutzt, aber nicht autorisiert. Praktiken: Zwei-mal-zwei-Reframing, Selbstdistanzierung und Komplexitätsreduktion auf den nächsten wirksamen Schritt.

Premeditatio malorum
Vorausschauende Visualisierung möglicher Hindernisse. Effekt: niedrigere Reaktivität, bessere Vorbereitungsqualität und weniger Schock.

Projektive Identifizierung
Fremde Affekte werden in die eigene Psyche »eingelagert« und als eigene erlebt. Ekpathie kontert: erkennen – benennen – zurückgeben – Rolle halten.

Psychologische Sicherheit
Geteilte Erwartung, dass Einwände, Fragen und Fehler ohne Sanktion geäußert werden können. Hebt Voice und senkt die Eskalationsenergie. Bedingung: zugewandte Form und klare Sache.

Reappraisal (kognitives Umdeuten)
Neurahmung emotional bedeutsamer Reize im Licht von Ziel und Rolle. Ziel: Information behalten und Affektpegel senken. Ankerfrage: »Welche alternative Deutung dient dem Auftrag besser?«

Resonanz-Audit
Fünf Minuten nach anspruchsvollen Kontakten: Signalquellen, Kanäle und Information versus Induktion, E/D-Markierung (Empathie erhöhen vs. Distanz erhöhen). Nutzen: mehr kognitive Empathie, weniger unbewusste Übernahme.

Review-Zeitpunkt
Verabredete Stelle zur Überprüfung einer Entscheidung. Entemotionalisiert Korrekturen und erhöht die Lernrate. Regel: Review schreibt man *mit* Entscheidung fest.

Rework-Quote
Anteil nachträglicher Korrekturen an Erstentscheidungen. Frühwarnindikator für schlechte Taktung (zu spät, zu weich, zu unklar) oder fehlende Trias-Anwendung.

Schwamm-Modus
Metapher für undifferenzierte Affektaufnahme. Folgen: Erschöpfung, Zynismus und Entscheidungsverlust. Gegenmittel: Containment, Grenz-Cueing und Timebox.

Selbstdistanzierung
Perspektivtechnik (dritte Person, zeitliche/räumliche Distanz), die Distress senkt und Kohärenz erhöht. Ideal vor Entscheidungen, Feedbackgesprächen und Eskalationen.

Shadowing
Beobachten realer Interaktionen zur Transferschließung. Nachgang: 15-minütige Mini-Supervision. Effekt: Lücke zwischen Training und Praxis schließt sich.

Spiegelneuronensystem
Stellvertretende Aktivität beim Beobachten von Handlungen und Emotionen. Liefert das Rohsignal für soziale Bedeutung und erfordert präfrontale/TPJ-Regulation, damit aus Resonanz Entscheidung wird.

Supervision
Geleiteter Reflexionsraum zur Verarbeitung von Affekt und Rolle. Ziel: Entlastung, Grenzschärfung und Qualitätssicherung. Format: einzeln oder im Team, fokussiert auf den Fall.

Theory of Mind (ToM)
Kognitive Perspektivübernahme: Zuschreibung von Gedanken, Intentionen und Überzeugungen. Grundlage kognitiver Empathie und wirksam in Kopplung mit positiver Indifferenz.

Tranquillitas
Stabile Funktionsruhe unter Belastung: wach, urteilsfähig und handlungsbereit. Ergebnis von Taktung, nicht von Temperament. Kein Stillstand, sondern klarer Betriebspunkt.

Trichotomie der Kontrolle
Ordnungstechnik: unterscheiden zwischen kontrollierbar, beeinflussbar und hinzunehmen. Lenkung knapper mentaler Ressourcen. Regel: Eigene Energie zuerst ins Kontrollierbare stecken.

Upekkhā (Gleichmut)
Buddhistische Gleichgewichtshaltung. Nähe ohne Parteinahme und Präsenz ohne Reaktivität. »Naher Feind«: kalte Gleichgültigkeit. »Ferner Feind«: unruhige Anhaftung. Praxisziel: unparteiische Aufmerksamkeit.

Voice
Das aktive Einbringen von Gedanken, Meinungen, Bedenken oder Verbesserungsvorschlägen gegenüber Führungspersonen oder im Team.

Voice-Rate
Anteil der Beiträge mit Risiko-, Fehler-, Widerspruchs- oder Ideenäußerungen. Proxy für psychologische Sicherheit und Trias-Reife. Steuerbar über Vorbild, Reaktion auf Einwände und Artefakte.

VUCA-Welt
VUCA setzt sich aus den folgenden Komponenten zusammen: V für Volatilität, U für Unsicherheit, C für Komplexität (Complexity) und A für Ambiguität. Die VUCA-Welt beschreibt somit eine schnelllebige, unsichere, komplexe und mehrdeutige Welt, in der Planung und Entscheidungen schwieriger werden.

Zwei-mal-zwei-Reframing
Kurzraster »Fakt versus Deutung × kontrollierbar versus nicht kontrollierbar«. Zwingt zur Priorisierung des Beeinflussbaren und dämpft amygdaläre Dringlichkeit. Qualitätsmerkmal: mindestens ein Schritt im Feld »Fakt × kontrollierbar«.

Die neuropsychogische Dimension und neurowissenschaftliche Grundlagen: Spiegelneuronen und emotionale Resonanz

Empathie ist kein Ort im Gehirn, sondern ein Verfahren. Neurobiologisch entsteht sie aus der Kopplung zweier Systeme: einer stellvertretenden Resonanz, die fremde Zustände partiell im eigenen Nervensystem rekonstruiert, und einer kontrollierenden Instanz, die zwischen Selbst und Anderem sauber unterscheidet und die Intensität der Resonanz reguliert.

Ohne Resonanz bleibt Beziehung flach, ohne Kontrolle wird sie überwältigend. Die klassische Ausgangsthese speist sich aus Befunden zu sogenannten Spiegelneuronen im ventralen prämotorischen Cortex und im inferioren Parietallappen. Diese Zellen feuern sowohl bei der Ausführung eigener Handlungen als auch beim Beobachten derselben Handlung bei einem anderen Organismus. Damit wurde erstmals plausibel, dass soziale Wahrnehmung über interne Simulation funktioniert: Bedeutung entsteht, wenn fremdes Verhalten in eigene motorische Codes übersetzt wird. Menschliche Bildgebungsstudien haben dieses Prinzip verbreitert: »Spiegelähnliche« Kodierung ist kein exklusiv motorisches Phänomen, sondern ein allgemeines Organisationsprinzip sozialer Kognition.

Die entscheidende Ausweitung betrifft den Übergang vom Handlungs- zum Affektspiegeln. Wenn wir den Schmerz eines anderen sehen, sind Insula und anteriorer cingulärer Cortex konsistent beteiligt – genau jene Netzwerke, die auch die eigene aversive Affektdynamik repräsentieren. Empathie ist somit weder bloßes »Lesen« äußerer Zeichen noch reine Projektion, sondern eine geregelte Teil-Selbstaktivierung: Das Gehirn nutzt seine eigenen affektiven Routinen, um fremde Zustände zu modellieren. Metaanalytisch lässt sich zeigen, dass Empathie für Schmerz mit der eigenen Nozizeption überlappt, dabei aber sensorisch-diskriminative Komponenten weniger rekrutiert. Die affektive »Qualität« wird also geteilt, die körpernahe Spezifität bleibt gedämpft – ein funktionaler Kompromiss zwischen Nähe und Distanz.

Diese Resonanz ist selektiv. Sie variiert mit sozialer Nähe, Gruppenzugehörigkeit, Normen und Aufmerksamkeitssteuerung. Empathie ist lern- und kontextabhängig, kein reflexhaftes Immer-Mehr. In intergruppalen Kontexten kann dieselbe Situation zu hoher Resonanz oder fast keiner führen, abhängig davon, welche sozialen Markierungen das System als relevant bewertet. Neurokognitiv erscheint Empathie damit als skalierbares Format, dessen Amplitude von Kontextparametern moduliert wird.

Damit Resonanz nicht in Selbstüberflutung kippt, braucht es eine robuste Selbst-Fremd-Unterscheidung. Temporoparietale Übergangsregionen und medial-präfrontale Knoten markieren die Grenze zwischen »meins« und »deins« und integrieren Perspektivwechsel, ohne die eigene Selbstrepräsentation zu destabilisieren. Diese Kontrollschicht ist kein Gegenspieler der Empathie, sondern ihre Bedingung: Sie dämpft Überidentifikation und ermöglicht es, affektive Signale als Information zu nutzen, nicht als Imperativ. Wenn diese Kontrolle unterrekrutiert ist, steigt die Wahrscheinlichkeit von personal distress: Insel- und ACC-Aktivität bleiben hoch, während präfrontale und parietale Modulation zu schwach ausfallen. Das subjektive Ergebnis ist Überwältigung. Das Verhalten wird dann vermeidend statt prosozial.

In dieser Architektur liegt die praktische Pointe: Empathische Kompetenz ist keine Maximierung affektiver Resonanz, sondern deren Kalibrierung. Die Insel liefert die saliente Affektlage, der ACC bündelt Konflikt- und Handlungsrelevanz, das TPJ hält die Grenzmarkierung und präfrontale Areale übersetzen das Ganze in Priorisierung, Urteilsbildung und Intervention. Kognitiv-empathische Prozesse – Perspektivübernahme ohne emotionale Übernahme – profitieren genau von dieser sauber gezogenen Grenze. So erklärt sich, warum Empathie Entscheidungen verbessern kann, ohne die Selbststabilität zu gefährden, solange die Regelschleife zwischen Resonanz und Kontrolle intakt bleibt.

Aus Sicht psychologischer Selbstführung ergibt sich eine nüchterne Regel: Genug Resonanz, um Relevanz zu spüren, und genug Distanz, um Verantwortung zu übernehmen. Wer nur spiegelt, verbrennt. Wer nur kontrolliert, verfehlt Beziehung. Die Kunst besteht in der dosierten Kopplung beider Systeme – neurobiologisch messbar, psychologisch trainierbar und organisatorisch gestaltbar.

Neuropsychologisch lässt sich emotionale Souveränität als emergente Qualität einer differenzierten affektiven Selbststeuerung begreifen, die sich auf komplexe regulatorische Interaktionen innerhalb des Gehirns stützt. Dabei handelt es sich nicht um einen statischen Zustand, sondern um eine dynamische Konfiguration neuronaler Systeme, die situativ zwischen empathischer Resonanz, reflexiver Abgrenzung und distanzierter Präsenz oszillieren. Der Mensch als affektives Subjekt ist nicht nur in der Lage, Emotionen zu empfinden, sondern besitzt die Fähigkeit zur metakognitiven Regulation seiner eigenen Erregungszustände – eine Fähigkeit, die tief im neuronalen Zusammenspiel zwischen präfrontalem Kortex, limbischem System und subkortikalen Netzwerken verankert ist (Pessoa 2008, S. 157).

Im Zentrum emotionaler Souveränität steht die Fähigkeit zur Affektmodulation, welche primär über den medialen und dorsolateralen präfrontalen Kortex (PFC) vermittelt wird. Diese kortikalen Regionen ermöglichen die exekutive Kontrolle über impulsive Reaktionen und modulieren die Aktivität subkortikaler Strukturen wie der Amygdala, die für die schnelle emotionale Bewertung und Reaktionsvorbereitung zuständig ist. Studien zeigen, dass eine erhöhte funktionale Konnektivität zwischen präfrontalem Kortex und Amygdala mit einer verbesserten Emotionsregulation und geringerer affektiver Reaktivität einhergeht (Urry et al. 2006, S. 173).

Empathie als affektives Mitfühlen basiert dabei primär auf der Aktivierung des sogenannten Spiegelneuronensystems, das in präfrontalen und parietalen Regionen lokalisiert ist und gemeinsam mit der anterioren Insula sowie dem anterioren cingulären Cortex eine zentrale Rolle in der sozialen Schmerzwahrnehmung und Mitgefühlsreaktion spielt (Decety/Lamm 2006, S. 1149 f.). Die Fähigkeit, Emotionen anderer affektiv nachzuvollziehen, stellt damit einen hochgradig verkörperlichten Prozess dar, der nicht nur kognitiv nachvollzogen, sondern leiblich resonant erlebt wird.

Ekpathie hingegen (verstanden als die Fähigkeit zur bewussten Distanznahme und affektiven Nicht-Identifikation) lässt sich funktionell mit verstärkter Aktivität im dorsolateralen präfrontalen Kortex (dlPFC) korrelieren. Diese Region ist zentral für kognitive Reappraisal-Prozesse, bei denen emotionale Reize neu bewertet und von automatisierten Bedeutungszuschreibungen entkoppelt werden. Ekpathie erfordert eine intentional hergestellte Metaperspektive, die es erlaubt, zwischen sich und dem affektiv aufgeladenen Gegenüber eine reflexive Distanz zu erzeugen, ohne in Dissoziation oder soziale Vermeidung abzurutschen.

Die dritte Dimension emotionaler Souveränität, die positive Indifferenz, kann in neuropsychologischer Perspektive mit Zuständen nicht-wertender, achtsamkeitsbasierter Wahrnehmung assoziiert werden. In meditativen Zuständen, die durch regelmäßige Achtsamkeitspraxis kultiviert werden, zeigen sich signifikante Veränderungen im Aktivitätsmuster des sogenannten Default Mode Networks (DMN), einem Netzwerk, das mit autobiografischem Denken, Selbstreflexion und mentalem Abschweifen assoziiert ist (Brewer et al. 2011, S. 20255 f.). Die Deaktivierung des DMN bei gleichzeitiger Aktivierung insulo-fronto-parietaler Netzwerke korreliert mit erhöhter Präsenz im gegenwärtigen Moment und einer Reduktion ruminativer Affektverstärkungen – also genau jenen Prozessen, die für emotionale Klarheit und ruhige Entscheidungsfähigkeit konstitutiv sind.

Emotionale Souveränität erscheint damit als ein funktionales Gleichgewicht zwischen affektiver Resonanzfähigkeit, kontrollierter Distanzierungsleistung und mentaler Zentrierung. Dieses Gleichgewicht lässt sich neuropsychologisch als eine hochgradig plastische, trainierbare Kompetenz beschreiben, deren neuronale Korrelate sich durch gezielte Interventionen wie Achtsamkeit, kognitives Reframing und emotionale Selbstreflexion modifizieren lassen (Tang/Hölzel/Posner 2015, S. 517).

Literatur

Amabile, T. M. (1996). Creativity in context. Boulder: Westview Press.

Argyris, C./Schön, D. A. (1978). Organizational learning: A theory of action perspective. Reading: Addison-Wesley.

Bakker, A. B./Demerouti, E. (2007). The Job Demands-Resources model: State of the art. Journal of Managerial Psychology, 22 (3), 309–328, S. 312–318.

Bandura, A. (1997). Self-efficacy: The exercise of control. New York: W. H. Freeman.

Bar-On, R. (2006). The Bar-On model of emotional-social intelligence (ESI). Psicothema, 18 (Suppl), S. 13–25.

Barrett, L. F. (2017). How Emotions Are Made: The Secret Life of the Brain. Boston: Houghton Mifflin Harcourt.

Barsade, S. G./Gibson, D. E. (2007). Why does affect matter in organizations? Academy of Management Perspectives, 21 (1), S. 36–59.

Batson, C. D./Fultz, J./Schoenrade, P. A. (1987). Distress and empathy: Two qualitatively distinct vicarious emotions with different motivational consequences. Journal of Personality, 55 (1), S. 19–39.

Bion, W. R. (1991). Learning from experience. London: Karnac.

Brewer, J. A./Worhunsky, P. D./Gray, J. R./Tang, Y.-Y./Weber, J./Kober, H. (2011). Meditation experience is associated with increased cortical thickness and altered brain connectivity. Proceedings of the National Academy of Sciences, 108 (50), S. 20254–20549. DOI: 10.1073/pnas.1112029108

Buhle, J. T./Silvers, J. A./Wager, T. D./Lopez, R./Onyemekwu, C./Kober, H./Weber, J./Ochsner, K. N. (2014). Cognitive reappraisal of emotion: A meta-analysis of human neuroimaging studies. Cerebral Cortex, 24 (11), S. 2981–2990. DOI: 10.1093/cercor/bht154

Carter, R. M./Huettel, S. A. (2013). A nexus model of the temporo-parietal junction. Trends in Cognitive Sciences, 17 (7), S. 328–336.

Ciompi, L. (1997). Die emotionalen Grundlagen des Denkens: Entwurf einer fraktalen Affektlogik. Göttingen: Vandenhoeck & Ruprecht.

Coetzee, S. K./Klopper, H. C. (2010). Compassion fatigue within nursing practice: A concept analysis. Nursing & Health Sciences, 12 (2), S. 235–243.

Côté, S./Miners, C. T. H. (2006). Emotional intelligence, cognitive intelligence, and job performance. Administrative Science Quarterly, 51 (1), S. 1–28.

Damasio, A. (1999). The Feeling of What Happens. San Diego: Harcourt Brace.

Decety, J./Cowell, J. M. (2014). The complex relation between morality and empathy. Trends in Cognitive Sciences, 18 (7), S. 337–339.

Decety, J./Jackson, P. L. (2004). The functional architecture of human empathy. Behavioral and Cognitive Neuroscience Reviews, 3 (2), S. 71–100.

Decety, J./Lamm, C. (2006). Human empathy through the lens of social neuroscience. The Scientific World Journal, 6, S. 1146–1163.

Desbordes, G./Gard, T./Hoge, E. A./Hölzel, B. K./Kerr, C./Lazar, SW, Olendzki A, Vago DR. (2014). Moving beyond mindfulness: Defining equanimity as an outcome measure in contemplative research. Frontiers in Psychology, 5, Article 1604.

Edmondson, A. C. (1999). Psychological safety and learning behavior in work teams. Administrative Science Quarterly, 44 (2), S. 350–383.

Edmondson, A. C. (2019). The fearless organization: Creating psychological safety in the workplace for learning, innovation, and growth. Hoboken: Wiley.

Epstein, E. G./Hamric, A. B. (2009): Moral Distress, Moral Residue, and the Crescendo Effect. The Journal of Clinical Ethics, 20 (4), S. 330–342.

Figley, C. R. (1995). Compassion Fatigue: Coping with Secondary Traumatic Stress Disorder in Those Who Treat the Traumatized. New York: Brunner-Routledge.

Fonagy, P./Bateman, A. (2006). Mentalization-based treatment for borderline personality disorder: A practical guide. Oxford: Oxford University Press.

Fuchs, T. (2013). Das Gehirn – ein Beziehungsorgan. Stuttgart: Kohlhammer.

Fuchs, T. (2021). Verteidigung des Menschen: Grundfragen einer verkörperten Anthropologie. Freiburg: Karl Alber.

Gethin, R. (1998). The Foundations of Buddhism. Oxford: Oxford University Press.

Goleman, D. (1995). Emotional Intelligence: Why It Can Matter More Than IQ. New York: Bantam.

Gollwitzer, P. M. (1999). Implementation intentions: Strong effects of simple plans. American Psychologist, 54 (7), S. 493–503.

González de Rivera, J. L. (2004). Ecpatía y empatía. Psiquis, 25, S. 243–245.

González de Rivera, J. L. (2005). Empatía y ecpatía. Avances en Salud Mental Relacional, 4 (2), S. 1–8.

Gross, J. J. (1998). The emerging field of emotion regulation: An integrative review. Review of General Psychology, 2 (3), S. 271–299.

Gross, J. J. (2014). Emotion Regulation: Conceptual and Empirical Foundations. In J. Gross (Hrsg.), Handbook of Emotion Regulation (S. 3–20). New York: Guilford Press.

Hadot, P. (1998). Philosophie als Lebensform. Frankfurt am Main: Suhrkamp.

Hatfield, E./Cacioppo, J. T./Rapson, R. L. (1994). Emotional contagion. Cambridge: Cambridge University Press.

Heifetz, R. A./Grashow, A./Linsky, M. (2009). The practice of adaptive leadership. Boston: Harvard Business Press.

Hochschild, A. R. (1983). The Managed Heart: Commercialization of Human Feeling. Berkeley: University of California Press.

Irvine, W. B. (2009). A guide to the good life: The ancient art of Stoic joy. New York: Oxford University Press.

Kahn, R. L./Wolfe, D./Quinn, R./Diedrick Snoek, J./Rosenthal, R. A. (1964): Organizational Stress: Studies in Role Conflict and Ambiguity. New York: John Wiley & Sons.

Kahneman, D. (2011). Thinking, fast and slow. New York: Farrar, Straus.

Kalisch, R. (2009). The functional neuroanatomy of reappraisal: Time matters. Progress in Neurobiology, 87 (4), 338–350. DOI: 10.1016/j.pneurobio.2008.09.004

Kegan, R./Lahey, L. L. (2009). Immunity to change: How to overcome it and unlock the potential in yourself and your organization. Boston: Harvard Business Press.

Kellett, J. B./Humphrey, R. H./Sleeth, R. G. (2006). Empathy and complex task performance: Two routes to leadership. The Leadership Quarterly, 17 (5), S. 516–529.

Keysers, C./Gazzola, V. (2009). Expanding the mirror: Vicarious activity for actions, emotions, and sensations. Current Opinion in Neurobiology, 19 (6), 666–671.

Klimecki, O. M./Leiberg, S./Ricard, M./Singer, T. (2014). Differential pattern of functional brain plasticity after compassion and empathy training. Cerebral Cortex, 24 (7), S. 1664–1673.

Kotter, J. P. (1995). Leading change: Why transformation efforts fail. Harvard Business Review, 73 (2), 59–67.

Kross, E./Ayduk, Ö. (2011). Making meaning out of negative experiences by self-distancing. Current Directions in Psychological Science, 20 (3), 187–191. DOI: 10.1177/0963721411408883

Lambie, J. A./Marcel, A. J. (2002). Consciousness and the Varieties of Emotion Experience: A Theoretical Framework. Psychological Review, 109 (2), S. 219–259.

Lamm, C./Decety, J./Singer, T. (2011). Meta-analytic evidence for common and distinct neural networks associated with directly experienced pain and empathy for pain. NeuroImage, 54 (3), S. 2492–2502.

Lief, H. I./Fox, R. C. (1963). Training for »detached concern« in medical students. In H. I. Lief/V. F. Lief/N. R. Lief (Hrsg.), The psychological basis of medical practice (S. 12–35). New York: Harper & Row.

Lipps, T. (1903). Ästhetik: Psychologie des Schönen und der Kunst. Hamburg: Voss.

Long, A. A. (2002). Epictetus: A Stoic and Socratic Guide to Life. Oxford: Clarendon Press.

Luhmann, N. (1995). Soziale Systeme: Grundriß einer allgemeinen Theorie. Frankfurt am Main: Suhrkamp.

Maslach, C./Schaufeli, W. B./Leiter, M. P. (2001). Job burnout. Annual Review of Psychology, 52, S. 397–422.

Mehling, W. E./Price, C./Daubenmier, J. J./Acree, M./Bartmess, E./Stewart, A. (2012). The Multidimensional Assessment of Interoceptive Awareness (MAIA), 7 (11), e48230.

Mesquita, B./Boiger, M./De Leersnyder, J. (2016). The Cultural Construction of Emotions. Current Opinion in Psychology, 8, S. 31–36.

Murphy, A. (2017). The ten kinds of equanimity (Upekkhā). ColomboArts Journal of Social Sciences and Humanities, 2 (2), S. 18–29.

Neff, K. D. (2003). Self-compassion: An alternative conceptualization of a healthy attitude toward oneself. Self and Identity, 2 (2), S. 85–101.

Ochsner, K. N./Gross, J. J. (2005). The cognitive control of emotion. Trends in Cognitive Sciences, 9 (5), S. 242–249. DOI: 10.1016/j.tics.2005.03.010

Pessoa, L. (2008). On the relationship between emotion and cognition. Nature Reviews Neuroscience, 9 (2), S. 148–158.

Ratcliffe, M. (2008). Feelings of Being: Phenomenology, Psychiatry and the Sense of Reality. Oxford: Oxford University Press.

Rizzolatti, G./Fadiga, L./Gallese, V./Fogassi, L. (1996). Premotor cortex and the recognition of motor actions. Cognitive Brain Research, 3 (2), S. 131–141.

Rogers, C. R. (1957). The necessary and sufficient conditions of therapeutic personality change. Journal of Consulting Psychology, 21 (2), S. 95–103.

Ryan, R. M./Deci, E. L. (2000). Self-determination theory and the facilitation of intrinsic motivation, social development, and well-being. American Psychologist, 55 (1), S. 68–78.

Schein, E. H./Schein, P. (2017). Organizational culture and leadership (5. Aufl.). Hoboken: Wiley.

Singer, T./Lamm, C. (2009). The social neuroscience of empathy. Annals of the New York Academy of Sciences, 1156 (1), S. 81–96.

Sokol-Hessner, P./Camerer, C. F./Phelps, E. A. (2013). Emotion regulation reduces loss aversion and decreases amygdala responses to losses. Social Cognitive and Affective Neuroscience, 8 (3), S. 341–350.

Solms, M. (2021). The Hidden Spring: A Journey to the Source of Consciousness. London: Profile Books.

Tang, Y. Y./Hölzel, B. K./Posner, M. I. (2015). The neuroscience of mindfulness meditation. Nature Reviews Neuroscience, 16 (4), S. 213–225.

Thompson, E. (2007). Mind in Life: Biology, Phenomenology, and the Sciences of Mind. Cambridge: Harvard University Press.

Urry, H. L./van Reekum, C. M./Johnstone, T./Kalin, N. H./Thurow, M. E./Schaefer, H. S./Davidson, R. J. (2006). Amygdala and ventromedial prefrontal cortex are inversely coupled during regulation of negative affect and predict the diurnal pattern of cortisol secretion among older adults. Journal of Neuroscience, 26 (16), S. 4415–4425.

Van Kleef, G. A. (2009). How emotions regulate social life: The Emotions as Social Information (EASI) model. Current Directions in Psychological Science, 18 (3), S. 184–188.
Varela, F. J./Thompson, E./Rosch, E. (1991). The Embodied Mind: Cognitive Science and Human Experience. Cambridge: MIT Press.
Weick, K. E. (1995). Sensemaking in organizations. Thousand Oaks: Sage.